IRENE LANG-REEVES
DR. THOMAS VILLINGER

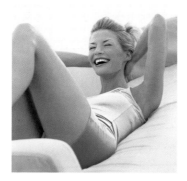

Ejercicios pélvicos

Entrenamiento
para conseguir más energía

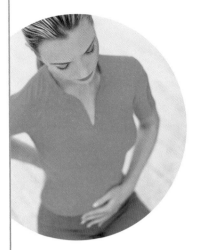
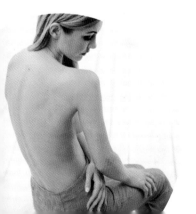

PRACTIQUE ALLÍ DONDE ESTÉ

Para consultar

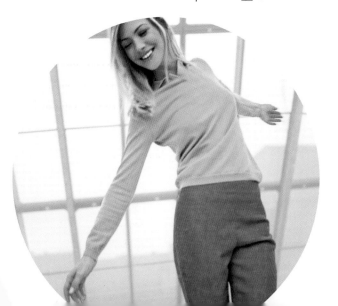

La fuerza de la base del cuerpo

Hace tiempo me dí cuenta de lo importante que es el conocer uno mismo su cuerpo y saber emplear la energía de manera efectiva, ya que mi constitución no era muy robusta. Cuando era adolescente visitaba seminarios sobre el ejercicio corporal, incluso antes de mi formación como homeópata dirigí ya algunos cursos. El suelo pélvico fue el tema central que fui desarrollando a lo largo de los años – descubrí que era una fuente de energía, de fuerza elástica y ligereza, e incluso de estabilidad emocional.

Soy una persona muy práctica. Lo importante para mí es que las cosas sean fáciles y funcionen. Por eso les presento aquí, de la forma más sencilla posible, el uso efectivo del suelo pélvico. Los ejercicios están consecuentemente compaginados, de manera que los podrá integrar paso a paso como parte de sus ejercicios cotidianos.

Este libro se basa en mis años de experiencia. Me emociona que haya inspirado a muchas mujeres a desarrollar, a través de la fuerza de la base, más salud y ganas de vivir. ¡Esperamos que disfruten!

Irene Lang-Reeves

¡Entrene el suelo pélvico en lugar de operarse!

Desde siempre ha habido problemas con el suelo pélvico, y la medicina convencional, hasta el día de hoy, sólo tenía una única alternativa: ¡operarse! En la consulta no solamente se pueden encontrar mujeres que sufren de incontinencia urinaria después del parto o en edades avanzadas por la disminución de la producción de hormonas. También mujeres jóvenes vienen con dolores menstruales o alteraciones del ciclo con una infertilidad indeseada. Normalmente no son necesarias las operaciones ni los odiosos ejercicios obligatorios si se aprende a emplear correctamente en la vida cotidiana la musculatura del suelo pélvico.

Mis pacientes que empiezan con un entrenamiento global del suelo pélvico, encuentran pronto la motivación para emplear en su vida cotidiana sus nuevos conocimientos.

No sólo se mejorarán los problemas de caída de vejiga o se estabilizará el ciclo menstrual: observamos a menudo una postura corporal llena de tensión, y muchas mujeres notan que de repente se sienten con más fuerza y energía. ¡Tenga curiosidad y déjese llevar!

Dr. Thomas Villinger

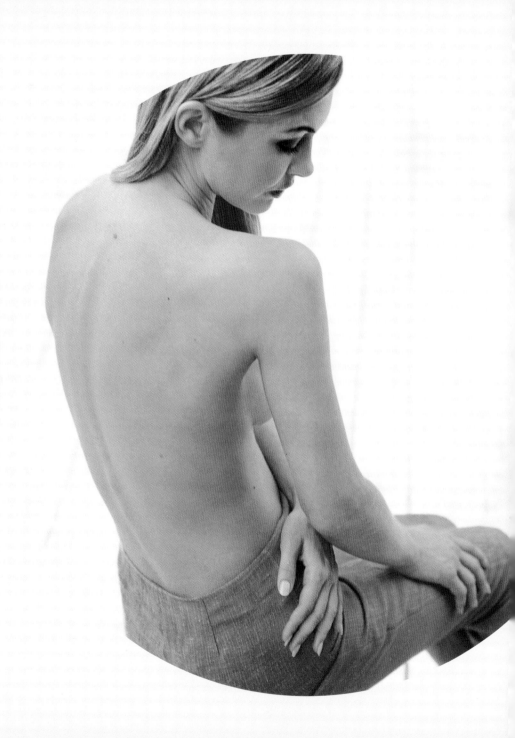

EL SUELO PÉLVICO –
LA BASE DE
SU FUERZA

Por fin el suelo pélvico ya no es un tema tabú. Esta musculatura maravillosa es demasiado importante como para privarnos de ella. Lo que ella consigue, no lo consigue nadie: enderezar, fortalecer y descargar la columna vertebral, prevenir y mejorar la incontinencia, incrementar el apetito sexual e incluso animar el espíritu. Si está sano, es una fuente segura de energía, que nace de nuestra propia base y que ayuda al cuerpo, al espíritu y a la mente.

Cuando un músculo entra en acción

Hasta hace pocos años el oír las palabras "suelo pélvico" provocaba miradas extrañas y fruncimientos de ceño. Esto por fin está cambiando.

Hace mucho tiempo eran básicamente madres jóvenes y/o embarazadas las que formaban parte del círculo de las "iniciadas". En la realización de gimnasia de rehabilitación después del parto, el suelo pélvico juega el papel principal. La difusión hacia Occidente de las ciencias orientales de sabiduría, salud y amor ha dado a conocer más el suelo pélvico.

Así pues, los ejercicios de yoga o el arte del amor tántrico no serían posibles sin este maravilloso músculo. La desaparición de determinados tabús se ha encargado también de que el suelo pélvico vaya accionándose lentamente para las diferentes funciones corporales, para nuestra capacidad de movimiento y, por último pero no menos importante, para nuestra sensación de placer. Por fin se habla abiertamente sobre este tema, y cada vez más mujeres descubren que pueden combatir fácilmente molestias en el suelo pélvico.

Por fin se habla abiertamente sobre esta musculatura tan importante.

Éstas abarcan desde incontinencia, es decir, pérdidas involuntarias de orina, caída de la matriz y la vejiga, hasta problemas de espalda. Asombrosamente, muchas mujeres sufren de este tipo de problemas. Solamente respecto al tema de la incontinencia hablamos de más de un 50% de mujeres afectadas pasada la menopausia. El daño se produce a menudo en el parto. Así, malas posturas reiteradas, la falta de ejercicio, el sobrepeso o una tos crónica pueden conducir al correspondiente debilitamiento del suelo pélvico, aunque éste aparezca a menudo en la menopausia. Incluso chicas jóvenes tienen ligeros problemas en esa zona, problemas que se presentan normalmente cuando se empieza a hacer deporte, al brincar y saltar. En el pasado se intentaba solucionar el problema quirúrgicamente, con dudosos resultados. Por suerte hoy en día cada vez más ginecólogos y urólogos comparten la opinión de que un adecuado entrenamiento del suelo pélvico ayuda a evitar cualquier tipo de intervención quirúrgica y ayuda a la prevención de posibles molestias que puedan surgir en un futuro.

Efectos secundarios positivos garantizados

Para empezar a sacarle partido al entrenamiento del músculo pélvico, no necesita esperar a sentir molestias. Un suelo pélvico intacto es importante para toda mujer, no importa su edad ni constitución. Si tiene problemas, es importante para solucionarlos; si no los tiene, para prevenirlos. Hay muchos factores que juegan un papel importante: el tener hijos o no, el haber realizado gimnasia de rehabilitación o si se pasó por alto, si se encuentra en la fase de la menopausia o si se acaba de operar. Cuanto antes se empiece con el entrenamiento, mejor. Y le sorprenderán los "efectos secundarios": incluso una incontinencia crónica experimentará mejoría, los problemas de espalda se atenuarán y en general se producirá una sensación de mayor fuerza y vitalidad, incluso aumentará su apetito sexual y experimentará sensaciones más intensas en los juegos amorosos. Muchas mujeres se vuelven más seguras de sí mismas, más positivas frente a la vida, y gozan de un mejor estado físico. Un entrenamiento eficaz del suelo pélvico implica, sobre todo, un empleo correcto de los músculos en la vida diaria, de tal manera que el suelo pélvico se protege y fortalece continuamente casi por sí mismo. Tan pronto como consiga activarlo, no necesitará tiempo extra para practicar más ejercicios. ¿Tiene curiosidad? Puesto que el suelo pélvico se protege y fortalece continuamente casi por sí mismo, debe centrarse en el punto fundamental: la postura corporal.

Lo esencial es el movimiento diario de los músculos.

Recuperar armonía, fuerza y sensualidad

¿Por qué nos fascina tanto el aspecto de las asiáticas, que caminan tan encantadoramente con tan grandes pesos en la cabeza? ¿Por qué miramos con asombro y resignación a los latinos o personas de color al bailar? Porque nos demuestran que están en armonía con su propio cuerpo. Esto requiere, dependiendo de las exigencias de cada persona, tanto una posición corporal adecuada y económica, como un empleo natural del suelo pélvico.

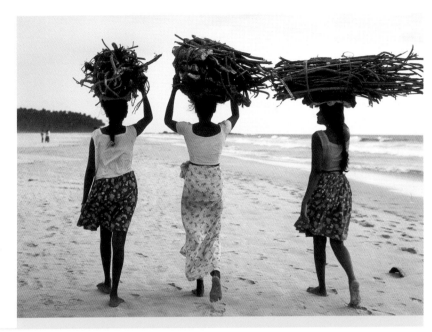

Una armonía
perceptible –
graciosa
y relajante
a pesar de la
carga.

Desafortunadamente en nuestra cultura esto ha perdido toda naturalidad.

Retardaríamos el deterioro de nuestro cuerpo, optimizaríamos el empleo de nuestra fuerza. Seríamos más productivos y nos sentiríamos más a gusto con nuestro propio cuerpo. Hasta nuestra sensualidad se beneficiaría de ello también, pues no hay nada más femenino que una mujer que se sienta completamente a gusto con su cuerpo. Por suerte, podemos volver a acercarnos a este ideal. Este libro es la clave para conseguirlo.

Objetivo: nuestro centro vital

Si observamos más detenidamente aquellas personas que están en armonía con su cuerpo, podremos comprobar que evidentemente mueven el suelo pélvico: los bailarines lo mueven, así como también las mujeres que llevan pesos en la cabeza. Cómo funciona exactamente y cómo lo puede probar usted, se lo contamos a partir de la pág. 51, en el segundo apartado de la sección práctica. La pelvis tiene una posición clave respecto a toda la postura del cuerpo. Puede y debería ser nuestro centro vital y de energía, ya que consigue que nuestro cuerpo llegue a una armonía completa. La base para conseguirlo es un buen funcionamiento de la musculatura pélvica.

El suelo pélvico tiene una capacidad única que muy a menudo es subestimada: puede enderezar nuestra postura corporal y ayudar de manera efectiva a cualquier trabajo corporal. Ya que nuestra musculatura pélvica no suele estar desarrollada, forzamos, a veces desmesuradamente, los músculos de la espalda, muslos, abdomen y hombros. El deterioro corporal es inevitable. A esta musculatura pélvica condenada a la inactividad le pasa lo que suele pasar con los músculos inactivos, se debilita.

La falta de fuerza pélvica perjudica a todo el cuerpo

Es lógico que si un músculo tan importante como es el músculo pélvico no realiza sus tareas principales, pueda repercutir negativamente sobre nuestro cuerpo. Puede provocar una lista considerable de síntomas: desde problemas de espalda, pasando por una hernia de disco intervertebral hasta lumbago,

problemas en las rodillas o tensión crónica de los hombros. Es el precio que hay que pagar por sobrecargar o emplear erróneamente los músculos. Los problemas de espalda son los que causan los mayores costes a los seguros médicos. Como ya hemos mencionado, la incontinencia urinaria y la caída de la matriz y de la vejiga son problemas muy difundidos entre las mujeres. Los hombres tienen por naturaleza una musculatura pélvica claramente más fuerte, ya que en su programa biológico no figura el dar a luz. De todas maneras también ellos pueden verse afectados por este tipo de problemas.

También puede afectar a los hombres.

Descubrimos las causas

¿A qué puede ser debido que tengamos abandonado al que probablemente sea nuestro músculo más importante? Su ejercitación tendría que ser de lo más normal. Como hemos apuntado al principio, nos hemos desacostumbrado a movernos con naturalidad. Dicho de otra manera: tratamos a nuestro cuerpo del mismo modo que el mundo que nos rodea: de forma no ecológica.

En nuestra cultura se han difundido modelos de movimiento y de postura completamente antinaturales, que impiden o dificultan la colaboración del suelo pélvico y provocan, de esta manera, una serie de daños. Contemplando cómo los niños pequeños aprenden a caminar, se aclaran muchas cosas. Los pequeños andan a cuatro gatas, descubren con gran tenacidad la posición vertical, aunque a menudo se caigan, hasta aprender a mover el cuerpo correctamente. Por imitación de los padres copian instintivamente esta posición y hasta las más detalladas correcciones en los movimientos. Con ello, pronto adquieren patrones de movimiento restrictivos. Sin embargo, los niños poseen un grado elevado de inteligencia de los movimientos – hasta que llegan al colegio. Aquí es donde empieza la severidad de la vida, lo que en nuestra cultura significa, entre otras cosas, falta de movimientos crónica.

Los niños poseen un grado elevado de inteligencia de los movimientos.

Viviendo como en una jaula

Nuestra forma de vida no es muy diferente a la vida de las gallinas en una jaula: nos pasamos el día sentados o de pie, casi sin movernos, ejercitando siempre un solo lado de nuestro cuerpo. De ahí que hayamos perdido el gusto por los movimientos naturales. En consecuencia, ya no sentimos correctamente lo que realmente nos hace bien. Y de la misma manera que una gallina liberada ya no sabe picotear, hacemos deporte de manera que más que beneficiarnos, nos perjudica. Y esto no es todo. Una cosa es la falta de movimiento y otra los movimientos erróneos.

El sexo – un tabú persistente

Nuestra cultura es hostil, sexualmente hablando, y quien crea que, sin embargo, estamos instruidos en el tema y somos libres, se confunde. En vista de la presencia atosigante de sexo en la publicidad o en la música, así como la difusión de pornografía y material educativo en revistas podría decirse que más bien necesitamos menos sexo. Pero en realidad, ¿cómo está nuestra sexualidad? La enorme presencia de sexo en nuestro entorno muestra únicamente cómo es la gran energía que se esconde detrás.

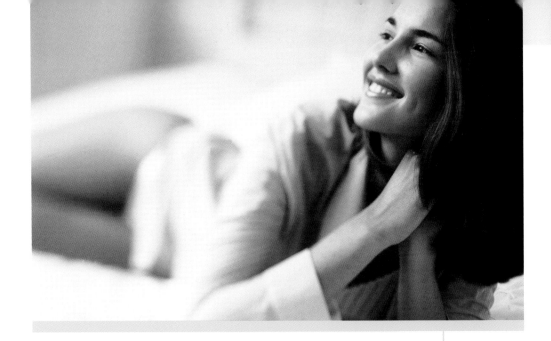

La diversión en el sexo y la satisfacción sexual profunda no son en gran medida ninguna evidencia. Es cierto que desde la "revolución sexual" de los años 60 se llegó a producir bastante material educativo y de liberación, pero los viejos tabús resisten al paso del tiempo. En este tiempo nuestro, instruido y presuntamente emancipado, muchas mujeres no se sienten seguras sobre sus deseos y necesidades en la cama, o simplemente no se atreven a confesarlos. En nuestra sociedad laboral el "funcionar" tiene normalmente prioridad. Quien "no tiene ganas" de cumplir con ciertas normas sexuales, se lo hace más fácil, deja de sentir la pelvis y todas las sensaciones que ella provoca, las ansias y también el dolor (emocional). Para una sexualidad satisfactoria es inmensamente importante entablar y mejorar el contacto con la pelvis, y con ello, con nuestra fuente de fuerza y de deseo.

Cómo volver a estar sano y fuerte

A menudo se oye en relación al suelo pélvico el término "Sexercises". Éstos son ejercicios que se basan esencialmente en contracciones del músculo esfínter y que promete más intensidad en los juegos amorosos tanto para hombres como para mujeres.

Una buena sexualidad empieza con sentirse bien con nuestro propio cuerpo.

13

En principio, las mujeres que "ejercitan sus músculos" tienen orgasmos más intensos y placenteros, y los hombres una resistencia más prolongada. Pero los músculos esfínter, que se entrenan mediante los "Sexercises", son solamente una parte del suelo pélvico. Los músculos entrenados no consiguen por sí solos una buena relación sexual. Intentar mejorar nuestra vida amorosa aprendendiendo determinadas técnicas, es solamente una cara de la moneda. Pero "dejarlos fluir" es la otra. Y para ello necesitamos una relación fuerte y positiva con nuestro cuerpo y muy en especial con nuestro bajo vientre, que facilita siempre una entrega por completo, llena de deseo.

Para ello debemos adoptar una actitud cariñosa y tierna con nosotros mismos, sólo así podremos curar las heridas.

> Para una buena sexualidad se precisa de algo más que solamente de músculos entrenados.

Cómo acentuar nuestro placer

Este libro puede ayudarle, además, a profundizar en sus experiencias sexuales, ya que le proporciona:

● Un entrenamiento de músculos forman la verdadera fuerza pélvica y le ayudará más que el entrenamiento del músculo esfínter.

● Los ejercicios alientan una actitud afectiva con nuestro cuerpo.

El objetivo es buscar el principio del placer y la satisfacción de nuestro cuerpo en nuestra estresante y ajetreada vida.

Suelo pélvico sano, cuerpo sano

Para alcanzar un mayor y contínuo deseo de placer y de vivir, y volverse sano, le proponemos los ejercicios y los consejos de este libro. Se basan en tres pilares:

1. Una buena predisposición para ejercitar: a quien le guste experimentar, activará mejor el suelo pélvico.

2. Repartir el trabajo: un suelo pélvico activo trabaja más y mejor, y al mismo tiempo descarga la espalda mediante posiciones nuevas y más saludables.

3. Tratar la falta de movimiento: a quien le gusta moverse, lo hará. La fuerza del suelo pélvico nos hace más activos, precisamente repercute de manera positiva en actividades en las que tenemos que permanecer sentados.

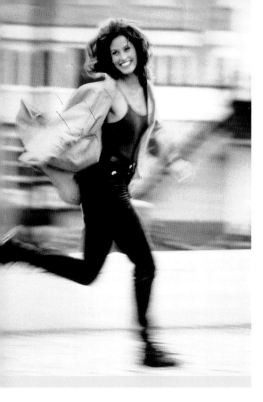

una única función que sobrepasa de largo el entrenamiento de los músculos y de la postura corporal – la energía vital del cuerpo humano está arraigada aquí, a la fuerza de nuestra base. Pero esto no es todo: la unión de abajo a arriba también es producida por el suelo pélvico. La contracción del músculo PC (músculo pubococcígeo, un músculo interno del suelo pélvico) y una posición correcta de la espalda, provocan una intensificación físicamente mensurable de la actividad del cerebro y con ello un aumento de nuestras capacidades, nuestra concentración y creatividad, así como la capacidad para pensar.

Los términos ambiguos "fuerza" y "energía" tienen así unos fundamentos reales. Las experiencias tanto propias como de los participantes de los cursillos confirman que vivir con un suelo pélvico más activo repercute clara y positivamente en la energía corporal y espiritual. Con menos esfuerzo consiguen más, y al mismo tiempo aumentan sus ganas de vivir. Para ello no necesitan tomarse pastillas o comprar aparatos caros. Usted ya dispone de todo lo necesario –¡ya está literalmente sentado sobre él!

Con estos tres principios realmente se disfruta al desarrollar nuestra propia fuerza, nuestros músculos y nuestra energía. Pero, en realidad, ¿a qué nos referimos aquí con energía?

Recuperar nuestro centro de fuerza

Hasta ahora se hablaba sobre todo de fuerza muscular con respecto al suelo pélvico. Pero los conceptos de "fuerza" y "energía" también se habían mencionado.

¿Qué es lo que realmente se quiere decir con ello? El suelo pélvico tiene

El músculo energético – Anatomía y otras cosas

Conozca lo que debe saber sobre la posición y la estructura de la musculatura pélvica, y sobre la unión entre la postura corporal y la mente.

Una triple maravilla

El suelo pélvico es realmente una maravilla muscular. Los músculos que lo constituyen forman una especie de red que funciona como una unidad para llevar a cabo sus diversas tareas. Podemos diferenciar tres zonas.

La zona inferior va desde fuera hacia dentro y rodea en forma de ocho a la vagina y la uretra, así como también al ano. Ya estamos familiarizados con esta musculatura del esfínter, nos acordamos de ella cada vez que vamos al lavabo. De ahí proviene también la vieja

recomendación como ejercitación del suelo pélvico: interrumpir secuencialmente y repetidas veces la secreción de orina. Esto es desagradable, daña los reflejos de secreción de la vegija y en consecuencia no es en absoluto apropiado como entrenamiento habitual, pero sí útil como "indicador".

La zona central está constituida por el gran músculo del perineo, que comunica los isquiones, y está situado transversalmente en la parte de arriba de la zona inferior. Su función es la de "mantener unido" nuestro suelo pélvico y controlar presiones de la

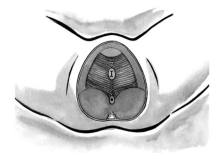

zona superior. Este músculo en la mujer tiene una constitución la mitad de fuerte que en el hombre, y además está interrumpido por la vagina.

Las dos primeras zonas de esta "maravilla" muscular: la musculatura del esfínter (imagen de la derecha), y el músculo del perineo (imagen más a la derecha).

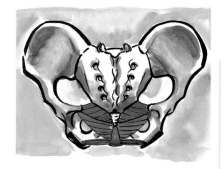

Sin embargo, esta zona del músculo desempeña durante el embarazo el papel principal: llevar el niño nueve meses y luego dilatarse de manera increíble. Si fuera tan grueso como en los hombres, esto último no sería posible. En muchas mujeres este músculo se debilita o no se contrae de manera refleja y por lo tanto tiene que fortalecerse.

La zona interior está situada de nuevo longitudinalmente – como en

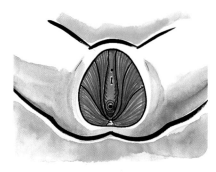

forma de abanico. Al igual que una caracola, está situada alrededor de la pelvis. Es responsable del movimiento pélvico e influye considerablemente en la postura de la columna vertebral. ¡Aquí yace nuestra fuerza pélvica!

Por qué el suelo pélvico es tan importante para la espalda

El músculo elevador del ano, un músculo en la zona interior del suelo pélvico, empuja el cóccix hacia abajo y hacia delante cuando se contrae. De esta manera la pelvis se fortalece y hace posible que la columa vertebral se posicione correctamente. Para ello lo importante es flexionar las rodillas. De esta manera, no aparecerá una lordosis, la zona del busto se abrirá e incluso la vértebra cervical se descongestionará. Esto muestra claramente por qué van a la par la postura corporal correcta y un entrenamiento efectivo del suelo pélvico. Tiene unos efectos secundarios agradables: puede ahorrarse los cursos de gimnasia para la espalda. Esto ya está incluido en este completo entrenamiento del suelo pélvico.

La zona interior del suelo pélvico está situado como una caracola en la pelvis (imágenes de la izquierda), visible desde dos perspectiva diferentes.

Un buena postura pélvica protege y cuida la parte baja de la espalda, ya que el peso corporal se sostiene mejor y con más firmeza.

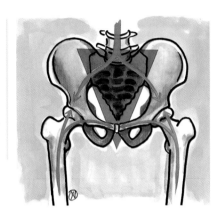

El músculo energético en la vida cotidiana

En relación con la espalda, la musculatura pélvica puede ayudar y hacer más efectivos, indirectamente, la realización de muchos movimientos – cuando se levanta de la silla, cuando carga con alguna caja, al alcanzar una taza de la estantería de arriba, al ir en bicicleta o al hacer cualquier otro tipo de deporte. Un suelo pélvico que reacciona de manera natural – que usted puede recuperar mediante los ejercicios de este libro – consigue realizar automáticamente todas estas actividades de una manera adecuada y le puede facilitar mucho la vida.

Cuándo contraer y relajar

¿Qué pasa en realidad cuando un "suelo pélvico reacciona de manera natural"? Seguramente habrá comprado este libro porque simplemente quiere fortalecer su suelo pélvico. Precisamente sobre ello hemos hablado hasta este capítulo, pero aún hay más en relación con un suelo pélvico sano: no solamente puede contraerse considerablemente, sino también relajarse completamente y oscilar entre estos dos extremos, dependiendo de la situación. Lógicamente debemos relajar este músculo cuando, por ejemplo, necesitamos ir al lavabo. Toda mujer que haya parido a un hijo afirmará que en la fase inicial facilita, si todo sale bien, la relajación de las contracciones. Pero también hay otras situaciones en las que podemos comprobar la efectividad de esta musculatura: todas aquellas situaciones en las que nos relajamos, "fluimos y disfrutamos" – ya sea estando de pie, sentados o tumbados – y naturalmente cuando dormimos. Además el suelo pélvico es un músculo como otro cualquiera y necesita reposo para poder regenerarse.

Vertical o curvada

De la misma manera que la postura corporal vertical permite una activación óptima del suelo pélvico, hay una postura que hace perder la tensión y la deja "fluir" correctamente: la posición curvada. Por norma general, adoptamos esta posición instintivamente siempre que nos relajamos, sentimos o disfrutamos algo: cuando abrazamos a alguien o cuando por las tardes nos desplomamos en el sofá, o cuando nos acurrucamos en la cama con alguien con quien nos sentimos a gusto. Todas las posiciones más bonitas y cariñosas para dar el pecho a un niño son curvadas. Las dos funciones de nuestro suelo pélvico, contraerse y relajarse, tienen su "actividad" en la vida diaria. Esto significa que la actividad por un lado, así como el placer y la intensidad del sentimiento por otro lado, se sienten respaldados por la posición corporal:

- Ser activo con un suelo pélvico activo y una espalda recta.
- Relajarse y disfrutar con un suelo pélvico blando y una espalda curvada.

¡Presión en el abdomen!

¿Y qué sucede cuando estamos activos con una espalda arqueada, posición que abre el suelo pélvico? De esta manera solamente conseguimos dañar nuestra espalda, que debe realizar actividades en posiciones inadecuadas. La opresión de las vísceras y órganos desde arriba (presión en el abdomen) presiona los músculos blandos, que no pueden hacer nada contra ello y están en permanente tensión. Desafortunadamente, esto sucede con frecuencia: permanecemos sentados con la espalda arqueada durante muchas horas al día (estar sentado cuenta como una "actividad", ya que debemos mantener el cuerpo en posición vertical); levantamos y llevamos pesadas cargas, nos agachamos y hacemos deporte de esta manera tan insalubre. Las madres jóvenes, así como también las mujeres mayores, son las que más sufren en este sentido, ya que caen en la tentación de permanecer en postura curvada por la constante proximidad cariñosa a los niños, aunque tengan que hacer esfuerzos corporales como empujar el cochecito o llevar en brazos a los niños.

Permanecemos sentados con la espalda curvada demasiado tiempo.

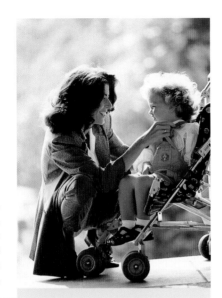

Los pequeños hoy en día exigen a sus madres esfuerzos corporales.

Para resumir, podemos decir que nuestro suelo pélvico se debilita y se daña a través de todas estas actividades provocadas por las sacudidas, las compresiones forzadas, así como el peso de los intestinos en el abdomen:

- Cargar y llevar peso, hacia arriba y hacia abajo (por ejemplo, saltando al trampolín), presionar hacia abajo (en caso de estreñimiento), contraer los músculos del abdomen (presión en el abdomen), etc.
- Sacudidas externas como cuando caminamos sobre suelo duro, saltamos, o sacudidas involuntarias como cuando conducimos o vamos en bicicleta por terrenos irregulares.
- Sacudidas internas como toser, estornudar, carraspear, etc.

Cambiar los hábitos de movimiento
Aquí sí que hay trabajo. Es comprensible por qué tantas mujeres sufren del suelo pélvico – la gotera cava la piedra. Además tenemos que añadir pequeños esfuerzos constantes a diario. Embarazos, partos y un tejido conjuntivo débil son factores de riesgo adicionales. Y a medida que nos hacemos mayores, la masa muscular se debilita y ayuda a la aparición de incontinencia o de pérdidas. Por eso es importante no solamente dedicar a diario y con mucha disciplina unos 15 minutos a los ejercicios y luego dañar el resto del día nuestro suelo pélvico, sino que tenemos que cambiar y mejorar nuestros hábitos de movimiento. Éste es el propósito de este libro. Trabaje a fondo su suelo pélvico, le vendrá bien. Tiene que aprender a protegerlo de cargas en estado abierto. En caso de que ya esté debilitado, es importante que conozca, respete y poco a poco amplíe sus límites. Así fortalecerá la salud de su suelo pélvico y lo mantendrá sano y fuerte contínuamente.

Lo que el cuerpo nos revela sobre el alma

Debido a que también somos seres espirituales, naturalmente existe también una interacción entre nuestro suelo pélvico y nuestra alma. La postura externa (corporal) refleja la interior (espiritual). De esta manera enviamos inconscientemente contínuas señales a nuestro cuerpo. Por ejemplo, la postura corporal curvada señaliza: "Estoy abierto a los problemas y las necesidades de los demás".

"Es demasiado para mí"

¿A menudo tiene la sensación de sentirse la "papelera espiritual" de los demás? ¿O este mundo es a menudo demasiado para usted? Quizá el mundo no sea demasiado para usted, sino que usted sea demasiado abierto y se deja influenciar demasiado por el mundo, donde la fuerza y la estabilidad son vitales. No se sorprenda si en el entrenamiento de su suelo pélvico descubre algo más que una manera más sana de moverse. Repercutirá en su conciencia, así como también en la manera en que usted se enfrenta al mundo.

"Lo tengo todo controlado"

¿O es usted una persona fuerte que tiene en su vida todo bajo control? Entonces probablemente tiende a una postural contraída y tensa, es decir, rígida.

En teoría esto tendría que protegernos de las situaciones peligrosas. Si permanece en estas pautas rígidas, conllevará un estrés contínuo para el cuerpo.

Muchas personas rígidas – o sus parejas – se quejan de que no pueden sentir o percibir sus sentimientos. Están distanciados, como separados. De ellos se oyen frases como: "Sé que le quiero, pero realmente no lo puedo sentir". A menudo, las personas que siguen estos modelos no pueden relajarse. Trastornos en el sueño y dolores de cabeza son a menudo algunas de las consecuencias. Esta posición rígida tampoco es buena para nuestro suelo pélvico, ya que a través de un músculo tenso la sangre no puede circular bien y por ello, con el tiempo, se debilita.

El entrenamiento del suelo pélvico nos ayuda a sentirnos bien con nosotros mismos.

21

Entre dos extremos

Muchas personas oscilan entre las dos posiciones corporales extremas. Son valientes como un soldado, funcionan casi como una máquina, hasta que se hunden – como solución pueden o bien pasarse todo el fin de semana durmiendo o bien ponerse enfermos.

Fuerza y ligereza: una nueva cualidad

Si con las descripciones anteriores se ha reencontrado a usted mismo, entonces sabrá hacia qué polo tender: si es demasiado abierto y pierde fácilmente energía, entonces concéntrese en la activación cuando entrene su suelo pélvico. Si en cambio es usted "fuerte" tiene que activar la musculatura pélvica, pero para ello tendrá que buscar los ejercicios más fáciles, y poner más atención en la fase de relajación. Cuando pueda empezar de manera flexible a cambiar de un estado de relajación a uno de franqueza, experimentará más cambios positivos en su fuerza: en el trabajo, se volverá más sensible a una relación sana entre trabajo y tiempo libre.

Tanto la actividad como la relajación son importantes.

En el tema de la sexualidad, a menudo las mujeres aseguran que se intensifican ambos polos de la vida: tanto el deseo activo como la capacidad para entregarse por completo. A menudo se pueden regular los trastornos de la menstruación gracias a un suelo pélvico flexible.

La menstruación de la mujer sufre altibajos – en el punto más alto de la actividad de la ovulación se llega a la fase de liberación y es cuando se produce la regla. Relajarse en esta fase de liberación le ayuda a aliviar a menudo calambres y dolores.

Cómo utilizar este libro

A continuación encontrará las instrucciones detalladas para el entrenamiento de su suelo pélvico, así como las indicaciones para su integración en la vida diaria. La práctica tiene que – ¡y debe! – ser divertida y transmitir una sensación de bienestar. La primera parte práctica comienza con indicaciones importantes para la activación del suelo pélvico – ejercicios para la movilidad así como para la correcta posición de la pelvis y la espalda.

Las siguientes indicaciones precisas para la activación de las tres zonas del músculo son lo más importante de la primera parte de los ejercicios. Éstos ya son de por sí un entrenamiento completo del suelo pélvico, con el que usted podrá mejorar eficazmente la incontinencia, en caso de que sufra de ella, así como otras molestias. Los ejercicios que se realizan estando tumbado mejoran el entrenamiento básico de manera efectiva y completa. La segunda parte práctica son, por decirlo de alguna manera, ejercicios libres que hay que realizar después de los obligatorios. Para empezar, encontrará ejercicios de aprendizaje, tanto para la coordinación corporal como para el suelo pélvico. En los siguientes apartados encontrará indicaciones y consejos de cómo puede activar su suelo pélvico paso a paso e integrarlo en su vida diaria.

Cuando ya haya llevado a cabo la integración, practicará allí por donde vaya y esté, y no necesitará otro entrenamiento. ¡Es entonces cuando podrá regalarle este libro a su mejor amiga o amigo!

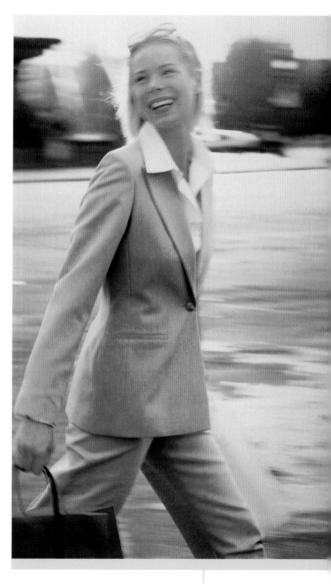

Fuerza y ligereza: calidad de vida.

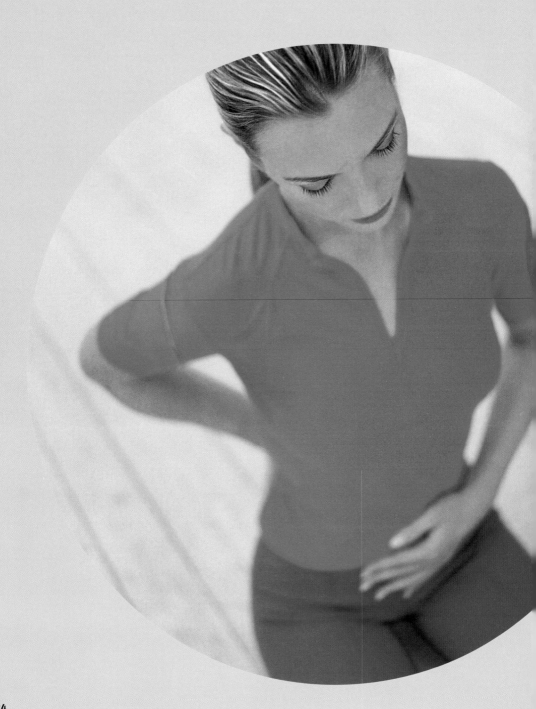

EL SUELO PÉLVICO- ENTRENAMIENTO ENERGÉTICO

Para encontrar un tesoro oculto se precisa de un mapa detallado del tesoro. Y precisamente esto es lo que encontrará en las siguientes páginas. Algunos entrenamientos han fracasado ya que el tesoro no se pudo encontrar y ni mucho menos ejercitar. Pero eso ya se acabó. A través de una percepción atenta y una sensación afectuosa podrá descubrir esta maravilla muscular y transformarla en una parte natural más de su cuerpo.

Entonces ya podemos empezar: iexperimente toda la fuerza de este músculo!

Pelvis y espalda en movimiento

Su suelo pélvico se reactiva solamente en una pelvis flexible. También la espalda tiene que cooperar, ya que los músculos tensos y las articulaciones "oxidadas" evitan que la fuerza de nuestra base se desarrolle eficazmente.

Mover las caderas te vuelve blanda y flexible

Una pelvis ágil no es sólo la condición básica para un suelo pélvico activo, sino que te hace sentir mejor y más sensual.

En qué debe fijarse

Mueva su pelvis únicamente en círculos pequeños – los movimientos de caderas en círculos grandes no son de gran ayuda para el suelo pélvico. El busto debe permanecer inmóvil durante todo el ejercicio. Imagínese que balancea sobre su cabeza una cesta llena de huevos frescos.

) BENEFICIOS DE ESTOS EJERCICIOS

● Conseguirá más agilidad en las caderas, y se volverá más flexible, cosa que fortalecerá su zona lumbar. Además, una mujer que sabe moverse suavemente siempre tiene un carisma más sensual, independientemente de si tiene una figura como las de Rubens o una supuesta "medida ideal".

Cómo practicar correctamente

➤ Póngase en pie, relájese, flexione ligeramente las rodillas, mantenga los pies paralelos a la altura de las caderas. Apoye las manos en la cintura, o una mano en el abdomen y la otra sobre el sacro.

➤ Incline ligeramente el suelo pélvico hacia delante y hacia atrás, tanto como pueda y se sienta cómoda. Mientras tanto, imagínese que su suelo pélvico es como una caracola llena de agua, que vacía cuando se coloca en posición de lordosis ❶ , y que vuelve a llenar cuando hace algún movimiento contrario ❷ .

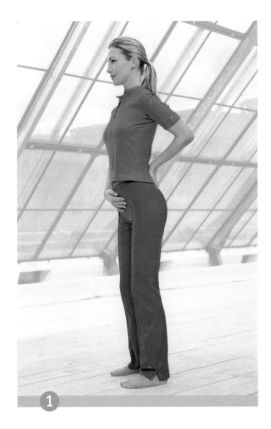

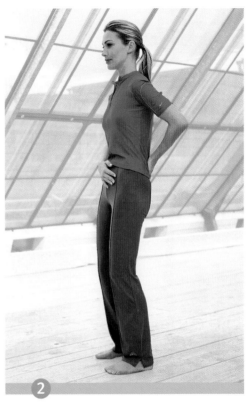

➤ Note conscientemente su pelvis, acentúe el movimiento. Notará cómo su espalda se alarga ❷. Ayúdese con las manos.

Movimientos circulares con la pelvis y el ocho tumbado

➤ Realice durante un rato movimientos circulares con su pelvis primero hacia la izquierda y luego hacia la derecha. Haga los círculos tan grandes como pueda.

➤ Imagínese que con el sacro sujeta un pincel con el que usted dibuja en el suelo un ocho, a ser posible simétrico. Ya que tanto el lado izquierdo como el derecho se sienten de manera diferente, realice los círculos hasta que perciba su lado más blando y flexible.

CONSEJO
➤ Pruebe a realizar el mismo ejercicio con las piernas rectas para darse cuenta de cómo esto reduce la movilidad.

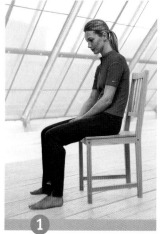

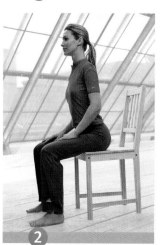

Sentarse activamente: tierra y luz

En el caso de que deba permanecer mucho tiempo sentada y tienda a encorvar la espalda, el siguiente ejercicio es especialmente importante para usted. "Tierra y luz" es la posición de partida para emplear el suelo pélvico de manera activa.

En qué debe fijarse

Utilice una silla o un taburete con una base recta y dura (no acolchada). Tiene que ser tan alto como para que sus muslos superiores queden horizontales al sentarse. Cuando "crezca" hacia arriba tenga en cuenta que debe mantenerse relajada, sobre todo en la zona de los hombros.

Cómo practicar correctamente

➤ Siéntese erguida en la parte delantera de la superficie de la base de la silla, coloque las piernas separadas a la altura de las caderas, y coloque las manos relajadas sobre los muslos. Deberá notar sus isquiones al estar en esta posición sobre la base dura de la silla.

➤ Incline la pelvis hacia atrás, como si quisiera apoyarse. Así dejará de notar los isquiones y se sentará sobre las nalgas. **❶**

➤ Colóquese en posición de lordosis mientras inclina la pelvis hacia delante. De esta manera vuelve a perder el contacto con los isquiones – ahora estará sentada sobre los muslos. **❷**

➤ Ahora busque la posición intermedia, entre estos dos extremos, con la que se sienta relajada y erguida.

➤ Déjese estirar hacia arriba por un hilo imaginario, sujeto en la parte posterior de la cabeza, de manera que solamente crecerá.

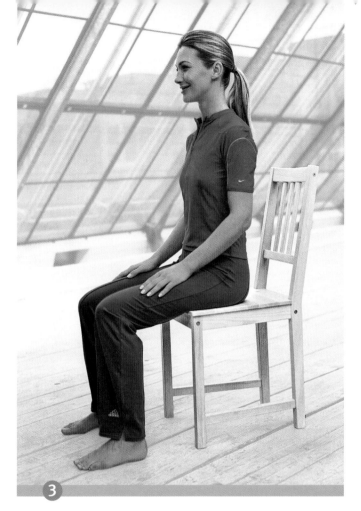

③

> PRACTIQUE
> EN LA VIDA
> DIARIA

Cuando se haya acostumbrado a sentarse con la espalda erguida y sin la ayuda del respaldo, su musculatura de la espalda se fortalecerá enormemente. Realice el ejercicio de manera constante para que esta postura sentada fluya a través de todo su cuerpo.

CONSEJO

➤ Existen muebles que refuerzan esta postura de manera activa, como por ejemplo las sillas ergonómicas con soporte para apoyar las rodillas, sillas con la base movible o taburetes con barras movibles para poner los pies.

Note cómo su espalda se alarga y usted se va enderezando lentamente. ③

➤ Imagínese que usted es un girasol, cuyas raíces están bien sujetas a la tierra y que se dirige hacia la luz del sol.

➤ Mueva el torso lentamente en todas las direcciones, como si se dejara llevar por el viento, pero solamente hasta que pueda mantener la posición derecha interna entre los isquiones y la parte superior de la cabeza. ¡Juegue con estos movimientos y disfrute con ellos!

Estiramientos de la parte superior de la espalda: La reina

Si es una de esas personas cuyos hombros tienen una inclinación crónica hacia delante, el siguiente ejercicio es el adecuado para usted.

En qué debe fijarse

Evite la posición de lordosis o levantar los hombros antes de realizar este ejercicio. Mantenga la espalda, el cuello y la cabeza bien rectos y relajados. Flexione ligeramente las rodillas.

Cómo practicar correctamente

➤ Póngase o siéntese erguida y cruce las manos tras la espalda.
➤ Levante los brazos estirados tan alto como le sea posible. ❶
➤ Deje caer hacia abajo los hombros y los brazos al mismo tiempo, mientras continúa respirando relajadamente.
➤ Para terminar, realice suavemente círculos con los hombros – hacia delante y hacia arriba, hacia atrás y hacia abajo – y estire los hombros hacia atrás y hacia abajo tanto como pueda, hasta que deje de sentirse relajado.
➤ Sienta durante unos momentos el estiramiento y disfrute la sensación de espacio en el pecho.

La reina en el marco de la puerta

➤ Pónga el brazo izquierdo en horizontal y coloque la mano plana en el marco de la puerta.

CONSEJO

➤ Éste es un ejercicio que puede realizarlo siempre que quiera, incluso en el trabajo. Sobre todo si trabaja mucho tiempo sentado frente a un ordenador o escribiendo, sus hombros se lo agradecerán.

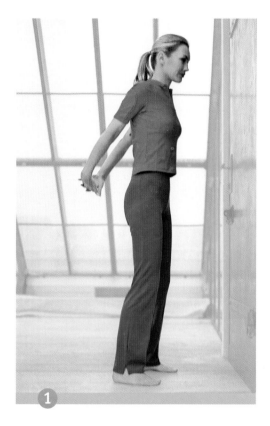
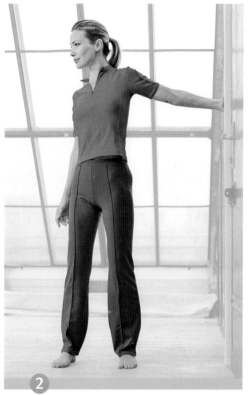

➤ Gírese cuidadosamente lo máximo posible hacia la derecha.
¡No intente sobrepasar sus límites!

➤ Para que siempre tenga estabilidad, mueva los pies si es
necesario, y mantenga el estiramiento. ❷

➤ Deje caer relajadamente los hombros, respire y sienta los
músculos del torso. Cuando hayan cedido, estírese suavemente
un poco más.

➤ Mientras, piense que usted es una reina – erguida y fuerte.

➤ Ahora cambie de lado.

➤ Realice este ejercicio solamente una vez en cada lado, de
manera lenta e intensiva. Eventualmente podrá realizar el
ejercicio repetidas veces durante el día.

Explorar el suelo pélvico

Ha llegado la hora: ¡adentrémonos en el suelo pélvico! ¡Detecte y active las tres zonas de su suelo pélvico! Si usted ya ha probado los ejercicios del suelo pélvico pero no ha tenido éxito, seguramente sea porque realmente todavía no ha encontrado la forma adecuada. ¡Ahora eso va a cambiar!

La zona inferior

Empezamos con la primera zona del suelo pélvico. De las tres zonas, ésta es la más fácil de detectar y de activar.

) PRACTIQUE
EN LA VIDA
DIARIA

Puede practicar este suave ejercicio siempre que lo desee. Le ayudará a mantener consciente la existencia de su suelo pélvico y acostumbrarse a la práctica diaria.

En qué debe fijarse

Durante el ejercicio no pierda de vista los músculos del abdomen, las piernas y los glúteos. Está tan acostumbrada a quitarle trabajo a su suelo pélvico, que solamente con mucha paciencia podrá deshacerse de esta costumbre. Puede tardar un poco hasta que sienta la musculatura de su suelo pélvico. Pero: ¡no se desanime!

Cómo practicar correctamente

➤ Adopte la posición básica sentada, como hemos descrito en "Tierra y Luz" (pág. 28).
➤ Note sus isquiones. Déjese estirar hacia el cielo con un hilo imaginario que tira de su cabeza.
➤ Si su espalda tiende a curvarse, ayúdela con la posición de "la reina" (pág. 30) a adoptar una posición erguida.
➤ Imagínese como primer punto de referencia para la capa más externa del suelo pélvico, que esta zona tiene la extensión y la

forma de un protege-slip (no en forma ovalada sino como un ocho tumbado).

➤ Para percibir tanto el músculo de la vejiga como el del ano y sacar la musculatura del abdomen, los glúteos y los muslos, empiece con un movimiento muy pequeño y una idea graciosa: "parpadee" con los labios de la vulva y del ano.

➤ Preste atención al movimiento, note exactamente dónde tiene lugar. Comprobará que ambos músculos del esfínter se mueven como una unidad.

➤ Toque esta zona inferior que se mueve como una unidad, a veces a un ritmo más lento, a veces a un ritmo más rápido, y profundice su percepción de cómo se siente. ❶

➤ Contraiga los músculos cada vez un poco más fuerte. Parece como si se elevara la base y fuera absorbida por el cuerpo. El movimiento se produce en la zona interior e inferior. Desde fuera es invisible – perceptible solamente como un ligero pinzamiento en el pubis y el sacro.

➤ Para darse cuenta de lo que no es el suelo pélvico, siéntese sobre sus manos de manera que las puntas de los dedos alcancen los isquiones. Contraiga los músculos de los glúteos: usted "crecerá" unos centímetros, los isquiones dejan de estar en contacto con la silla. En las manos podrá percibir claramente el movimiento de los músculos de los glúteos. En cambio contraiga ahora solamente los músculos del suelo pélvico, de esta manera el movimiento tiene lugar en el interior, y en las manos apenas notará nada.

➤ Utilice sus manos como "sismógrafo" para detectar la musculatura del abdomen. Coloque sus manos en el abdomen. Active nuevamente la musculatura del esfínter. Si el abdomen se mueve un poco o casi nada hacia dentro, habrá descubierto con éxito la zona inferior del suelo pélvico.

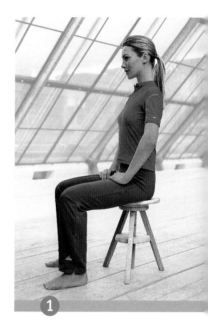

❶

CONSEJO

➤ No se extrañe si después de haber entrenado intensamente tiene agujetas en la musculatura pélvica. Todo lo contrario: ¡alégrese!

) BENEFICIOS
   DE ESTOS
   EJERCICIOS

● En el caso de que tuviera estas dos zonas muy debilitadas, este ejercicio le ayudará a encontrar una nueva sensación de fuerza.

La zona central

Si ya tiene una buena percepción del músculo esfínter, está preparada para descubrir la segunda zona del suelo pélvico.

En qué debe fijarse

Se trata de contraer los isquiones, ¡no de empujarlos! Eso lo harían los músculos de los glúteos, pero en este ejercicio permanecerán completamente relajados. Es posible que usted no esté segura aunque active los músculos correctos. No pasa nada. La verdadera "prueba" para un suelo pélvico activo es su resultado, que podrá explorar en profundidad en la siguiente parte práctica.

Cómo practicar correctamente

➤ Adopte de nuevo la posición básica sentada.
➤ Contraiga los músculos de la zona inferior. Esto es fundamental para poder activar la zona central.
➤ Imagínese que sus isquiones están unidos por una cinta elástica que quiere contraer intencionadamente.
➤ Juegue con esta "cinta elástica" e intente provocar una contracción en la pelvis lo más fuerte posible.
➤ Si realiza el ejercicio correctamente, no debe percibir nada desde la parte trasera externa. Tampoco debe tener la sensación de que los isquiones se acercan el uno al otro. En la zona inferior de la pelvis tiene una sensación de aglomeración; nota que la cadera se contrae ligeramente. Esto lo puede comprobar si coloca las manos en las caderas. ❶

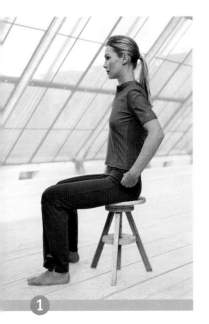

La zona interior

Cuando hablamos de fuerza pélvica, la tercera zona es la más importante, ya que endereza la espalda.

En qué debe fijarse

La tercera zona, como movimiento muscular, no se deja percibir fácilmente. Pero si consigue activar correctamente su suelo pélvico, entonces tendrá una sensación de fuerza que proviene del interior – quizás al principio no lo note mucho, pero eso cambiará rápidamente. Tenga un poco de paciencia ¡vale la pena!

Cómo practicar correctamente

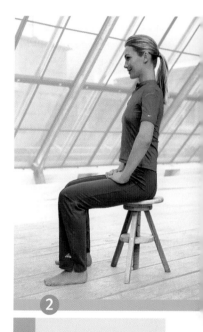

➤ Siéntese de nuevo erguida en una silla, y colóquese lentamente en posición de lordosis. Contraiga la primera y luego la segunda zona del suelo pélvico como hemos descrito anteriormente.

➤ Deje que su cabeza se dirija hacia arriba mientras su cóccix se mueve hacia delante y hacia abajo. La lordosis desaparecerá.
❷ ¿Nota una sensación de longitud, fuerza y estabilidad en la zona baja de la espalda? ¿Puede reforzarla mientras tensa un poco más su pelvis? En tal caso habrá conseguido establecer un buen contacto con la zona interior del músculo.

➤ Pruebe si también puede sentir esta fuerza con una posición fuerte de lordosis o con una espalda arqueada. ¿La musculatura del suelo pélvico no se deja contraer o no se deja percibir bien al hacerlo? Exacto, un suelo pélvico activo y una espalda erguida van de la mano.

CONSEJO

➤ Antes de descolgar el teléfono, pruebe a despertar primero – 1–2–3 – su suelo pélvico. Ya verá como surge el efecto de que parecerá más serena y más segura.

Culturismo del suelo pélvico

Ahora descubra su fuerza máxima. Activar con fuerza las tres zonas del suelo pélvico es el ejercicio básico y el punto de partida para casi todos los siguientes ejercicios. Si usted "es joven y está sana", practíquelos hasta que su cuerpo haya activado el suelo pélvico. Ponga énfasis en practicar "allí por donde usted vaya y esté". Si tiene un suelo pélvico debilitado, con un "culturismo" habitual del suelo pélvico podrá experimentar valiosos cambios.

En qué debe fijarse

Exíjase, pero sin exigirse demasiado. ¡Elógiese a sí misma por cualquier pequeño éxito! Al principio es posible que solamente pueda mantener la máxima contracción muy poco tiempo. No se preocupe. Es preferible que repita el ejercicio con menos concentración pero más a menudo. De esta manera podrá desarrollar pronto más fuerza.

Cómo practicar correctamente

➤ Para todas aquellas mujeres "fuertes": la fase de relajación es para usted más importante que la fase de contracción. Si toma esto en consideración, descubrirá que a través de la relajación su fuerza aumentará.

CONSEJO

➤ Siéntese en la posición básica, tal y como hemos descrito en "Tierra y Luz" (pág. 28): erguida y relajada.
➤ Inspire profundamente de manera que arquee claramente la barriga. Mientras espira contraiga una a una las zonas del suelo pélvico en los siguientes pasos:
1. Eleve la zona inferior.
2. Contraiga fuertemente los isquiones.
3. Alargue la espalda y fortalézcala mientras estira la cabeza hacia arriba, mueva el sacro suavemente hacia abajo y hacia delante y tensione más la pelvis.

➤ Contraiga lo más fuerte que pueda, y mantenga esa contracción durante unos segundos. Concéntrese y manténgase erguida.

➤ Suavemente deje de contraer y perciba la sensación.

➤ Encuentre su propio ritmo. Bastará con repetir el ejercicio completo de 5 a 10 veces.

La variante superfuerte

➤ Active el suelo pélvico con la espiración, tal y como hemos descrito anteriormente. Al inspirar, contenga la respiración.

➤ Inspire y espire repetidas veces, tan relajadamente como le sea posible, mientras mantiene la contracción del suelo pélvico.

➤ Deje de contraer el suelo pélvico mientras inspira, y concédase una larga pausa de relajación.

) PRACTIQUE EN LA VIDA DIARIA

La ejercitación del suelo pélvico es tan discreta que puede realizarla hasta en el metro, o en el coche mientras espera en un semáforo, en largas conferencias, en la sala de espera, etc. Son muchas las posibilidades y, además, esta subida de energía es gratis.

Muy importante: Una correcta respiración

Con una correcta coordinación de la respiración ayudará en gran medida a su suelo pélvico. Muchas personas relacionan instintivamente la contracción de un músculo con la inspiración. Esto es una reacción de sobresalto y en absoluto óptima para ayudar a nuestro cuerpo en cualquier tipo de esfuerzo. A menudo se encuentra el modelo de levantar bruscamente cargas pesadas ¡pobre espalda! y sostener la respiración después de cortas inspiraciones esporádicas. En el suelo pélvico influye al mismo tiempo una enorme presión en la zona del abdomen. Mucho mejor es relacionar la contracción de los músculos con la espiración, ya que al mismo tiempo se arquea el diafragma hacia arriba y consigue más espacio para los órganos del abdomen y para los músculos pélvicos. A esta forma de respirar no estamos acostumbrados, y exige mucha concentración, pero de este modo sólo conseguirá beneficiar a su cuerpo.

Un suelo pélvico activo

● Estos ejercicios le prepararán para el salto a la vida diaria. Nuestro suelo pélvico debería saber que lo necesitamos en todos los estados de vida. Si por ejemplo permaneciéramos siempre tumbados, nuestro suelo pélvico no caería en la idea de que también tiene que ser activo cuando estamos sentados o cuando estamos de pie.

En este capítulo trataremos de activar rápida pero eficazmente nuestro suelo pélvico. Cuando en lo sucesivo lea "activar el suelo pélvico", queremos decir lo siguiente:

● Zona inferior: contraer, mejor dicho elevar.

● Zona central: contraer los isquiones.

● Zona interior: mover la cabeza hacia arriba, el sacro hacia abajo y hacia delante; alargar y fortalecer la espalda desde la pelvis.

En qué debe fijarse

Cada una de las siguientes posiciones sentadas requiere unas determinadas exigencias sencillas por parte de nuestro suelo pélvico. Percíbalo con atención. Seguramente su suelo pélvico quiera escaquearse, no por debilidad, sino porque no está acostumbrado a esta posición: ¡sujételo fuerte!

¡Manos arriba!

Ahora ha llegado el momento: ¡Manos arriba y vayamos a por la fuerza pélvica!

Cómo practicar correctamente

➤ Siéntese en la posición básica (pág. 28). Al inspirar estire los brazos verticalmente hacia arriba.

➤ Active el suelo pélvico durante la espiración. ❶ Deje de contraer lentamente mientras inspira.

➤ Baje los brazos.

➤ Pruebe otros movimientos de brazos, como por ejemplo, estirándolos hacia delante o hacia la derecha e izquierda. ❷

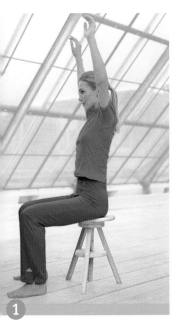
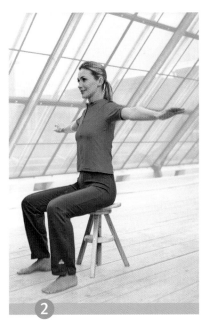
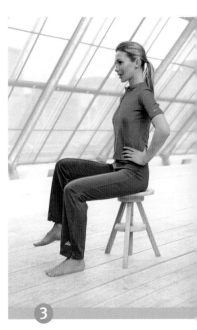

➤ Si siente que el suelo pélvico se desvía en una posición de los brazos en concreto, practique preferiblemente esa posición.

¡Arriba la pierna!

Aprenda a balancearse con el suelo pélvico. Tómese la libertad de juguetear con él.

Cómo practicar correctamente

➤ Siéntese en la posición básica (pág. 28).
➤ Flexione y eleve lentamente una pierna, tan alto como pueda, siempre y cuando pueda mantener la posición erguida.
➤ Active su suelo pélvico mientras espira. ❸
➤ Mantenga el estiramiento recto mientras vuelve a poner el pie en el suelo.
➤ Relaje el suelo pélvico mientras inspira.

CONSEJO

➤ Active su suelo pélvico cuando permanezca sentada, trabajando o comiendo: al abrir y cerrar los cajones, al sostener archivos, repartir la sopa, sonarse la nariz – con la ayuda del suelo pélvico todo resultará más fácil.

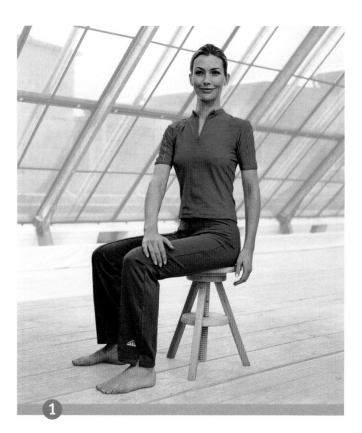

) **BENEFICIOS
DE ESTOS
EJERCICIOS**

● Con este ejercicio, desarrollará la musculatura del suelo pélvico y al mismo tiempo aprenderá a emplearlo en coordinación con otros músculos. Usted aprenderá a hacer participar activamente su base en muchos otros movimientos.

Girarse a un lado

Este ejercicio es bueno para la movilidad de la columna vertebral hacia los lados. El suelo pélvico aprende a ayudar a la espalda también en posición girada.

Cómo practicar correctamente

➤ Siéntese en la posición básica (pág. 28).
➤ Gire de forma erguida su torso hacia la izquierda. Coloque la mano derecha relajadamente en la parte externa de la rodilla izquierda y estabilice su posición. ❶

- Inspire profunda y relajadamente.
- Active su suelo pélvico con fuerza mientras espira, y relájelo de nuevo mientras inspira.
- Repítalo varias veces mientras permanece en la posición girada.
- En la fase de relajación o contracción puede cambiar de lado.

¡Atchíss!

Aquí mostramos otra buena razón de la importancia de contraer el suelo pélvico en la espiración. La tos, el estornudo, etc. son formas de espiración.

Quien, por el contrario, lo relaja durante la espiración, deja el suelo pélvico desprotegido de cualquier "impacto" interior – y se moja más fácilmente…

Cómo practicar correctamente

- Siéntese en la posición básica, tal y como hemos descrito en "Tierra y Luz" (pág. 28).
- Estornude o tosa "artificialmente", y sienta la "ola explosiva" en su interior que presiona el suelo pélvico fuertemente hacia fuera y hacia abajo.
- Practique, en contraposición, cómo activar el suelo pélvico tan rápidamente como la presión que proviene de arriba.
- Intente resistir la tendencia a curvar la espalda.
- Juguetee y practique este nuevo reflejo, que poco a poco se va "independizando": active su suelo pélvico mientras tosa, estornude, carraspee, ría, grite, ría interiormente…

CONSEJO

> Si tiene una fuerte tendencia a curvar la espalda, en ejercicios como ¡Atchíss! o ¡Arriba la pierna! empuje simplemente el taburete hacia la pared y apoye erguida la espalda.

PRACTIQUE EN LA VIDA DIARIA

Las posibilidades deben introducirse formalmente: alcanzar archivos de la estantería, subirse un niño a los hombros o levantar la maleta...

En qué debe fijarse

En los ejercicios en los que tenga que permanecer de pie, mantenga siempre las rodillas ligeramente flexionadas. Las rodillas rígidas actúan como placa de cierre, fijan la pelvis e impiden fluir la energía.

La maleta en el estante de equipajes

Podrá poner en práctica este ejercicio en la vida diaria: siempre que quiera levantar algo como colocar algo en una estantería.

Cómo practicar correctamente

➤ Póngase de pie en posición erguida y relájese, coloque los pies a la altura de las caderas.
➤ Imagínese que lleva en las manos una maleta muy pesada. ❶
➤ Mientras aspira, active el suelo pélvico (pág. 38), aproxime la maleta a su cuerpo y elévela imaginariamente colocándola en el cajón del equipaje. ❷
➤ Relájese mientras inspira, mientras baja lentamente los brazos.

¡Ayuda, la maleta se cae!

➤ Eleve los brazos por encima de la cabeza para aguantar la maleta imaginaria. Encuentre para este enorme peso la línea de fuerza óptima mientras prueba diversas posiciones. Active fuertemente el suelo pélvico. ❸
➤ Ya que siempre tarda en venir la ayuda, respire repetidas veces, inspire y espire. Mantenga el suelo pélvico contraído fuertemente – tanto tiempo como le sea posible.

CONSEJO
➤ Muchas veces levantamos algo antes de elevarlo hacia arriba ("Levantar correctamente", pág. 62).

42

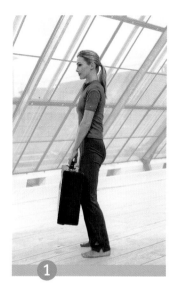
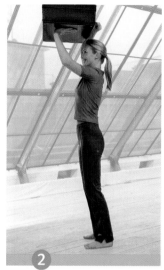
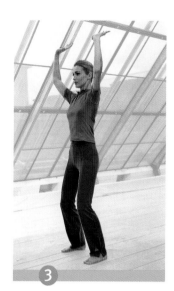

Echar la pared abajo

Para conseguir más fuerza: coloque su suelo pélvico en la mejor posición.

Cómo practicar correctamente

➤ Coloque las palmas de las manos en la pared a la altura de los hombros y compruebe cuánta fuerza puede ejercitar presionando con los brazos y los hombros.

➤ Active ligeramente el suelo pélvico (pág. 38). Busque su línea de fuerza con la que podrá experimentar: en determinadas posturas se sentirá más fuerte y estable. Notará que al intentar echar la pared abajo "la posición del paso" es beneficiosa. ❹

➤ Cuando haya encontrado la mejor posición, active fuertemente el suelo pélvico mientras espira y presione contra la pared tanto tiempo como pueda mantener la tensión.

➤ Intente empujar desde la pelvis, y respire hacia dentro y hacia fuera mientras mantiene la tensión.

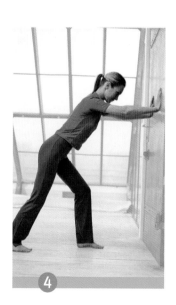

Energía pulsante: disfrutar estando tumbado

Cuando se encuentre estresada o agobiada, estos ejercicios que se realizan estando tumbado son ideales para aprender a estar bien consigo misma de manera activa y relajada.

Sin activar el suelo pélvico: El cocodrilo

Pura relajación. Realice este ejercicio de bienestar después o antes de empezar con el entrenamiento activo del suelo pélvico.

> ### BENEFICIOS DE ESTOS EJERCICIOS
>
> ● Estos ejercicios de yoga están particularmente indicados como principio – o también como finalización – para una secuencia de ejercicios de estiramiento, relajación y tranquilidad. Además, sirven para mejorar la movilidad de la zona inferior de la columna vertebral y de la pelvis.

En qué debe fijarse

Procúrese una atmósfera agradable para que no le interrumpan. Respete sus límites, practique a su propio ritmo y repita los ejercicios tantas veces como desee.

Cómo practicar correctamente

➤ Túmbese cómodamente y en posición recta, coloque las piernas juntas y flexionadas y estire los brazos a cada lado. ❶

➤ Deje caer las piernas lentamente hacia la derecha, mientras gira la cabeza hacia la izquierda. ❷

➤ Cambie de lado: las piernas a la izquierda, y la cabeza hacia la derecha.

➤ Si desea llevar a cabo este ejercicio de manera más dinámica, cambie entonces de lado más rápidamente.

➤ Para relajarse y soltarse, permanezca tumbada más tiempo en un lado y relájese en el estiramiento. Deje que las piernas pesen más y respire hacia dentro en la zona inferior de la espalda.

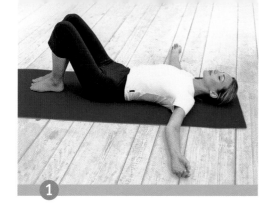
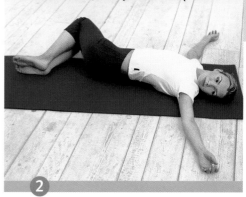

Sin activar el suelo pélvico: La mariposa

Estirarse, disfrutar y simplemente soltarse son una parte importante de cada uno de los entrenamientos activos.

Cómo practicar correctamente

➤ En la posición de partida del cocodrilo deje caer suavemente la pierna derecha a la derecha y la izquierda a la izquierda.

➤ Relájese completamente, el estiramiento se produce por el peso de las piernas. ❸

➤ Coloque las manos en la zona inferior del bajo vientre o en las ingles. Perciba el efecto de la abertura, deje caer las piernas.

➤ Finalice el ejercicio cuando el estiramiento sea demasiado intenso.

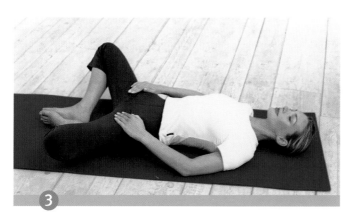

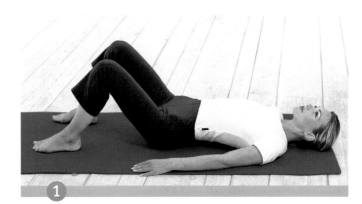

BENEFICIOS DE ESTOS EJERCICIOS

⬤ En la posición tumbada, la cavidad abdominal está libre de la presión de los intestinos y de los órganos. En caso de que sufra algún problema de caída de la matriz o de la vejiga, estos ejercicios son particularmente recomendados. Aunque si no tiene ningún tipo de molestia, este ejercicio es una manera agradable de entrenar.

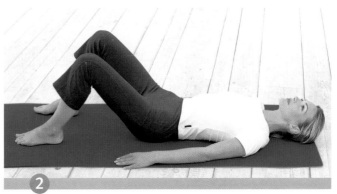

Activando el suelo pélvico: El pequeño puente

Desprovista de la fuerza de la gravedad podrá practicar con este ejercicio la fuerte activación del suelo pélvico, partiendo de una posición tranquila.

En qué debe fijarse

Puede tomarse la libertad de relajarse cómodamente entre las fases de estiramiento. Busque el ritmo con el que se encuentre más a gusto.

Cómo practicar correctamente

➤ Túmbese relajadamente de espaldas y coloque las piernas paralelas separadas a la altura de las caderas. Coloque los brazos cerca del cuerpo.

➤ Mientras inspira colóquese en posición de lordosis. ❶

➤ Active el suelo pélvico mientras espira y presione la espalda en el suelo con la fuerza de la pelvis. Notará que la espalda se alarga y permanece recta y fuerte. ❷

➤ Mientras inspira vaya relajando la tensión y colóquese de nuevo suavemente en posición de lordosis.

➤ Repita este ejercicio tantas veces como desee.

Activando el suelo pélvico: La elevación del músculo

Experimente también la fuerza que proviene de la tranquilidad.

Cómo practicar correctamente

➤ Imagínese que tiene un saco de cereales encima de su abdomen. Active el suelo pélvico mientras espira y eleve el peso hacia arriba. Su cóccix dirige este movimiento, mientras lo empuja hacia arriba y le ayuda a evitar la lordosis. Bastará con extender la pelvis hacia arriba unos 10 cm. ❸

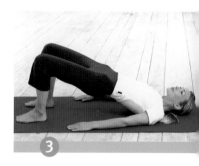

➤ Alguien le quita de encima el peso imaginario. Mientras inspira vuelva a bajar lentamente la pelvis y relájese.

➤ Respire varias veces y permanezca tumbada. Deje fluir totalmente la tensión restante.

➤ Perciba su pelvis, y disfrute de la relajación.

➤ Realice de 5 a 10 repeticiones de este ejercicio.

Para compensar: "acurrucamiento" de la espalda

El "acurrucamiento" está pensado para el bienestar. Déjele hacer a su cuerpo. Por norma general, él ya sabe lo que necesita.

) BENEFICIOS
   DE ESTOS
   EJERCICIOS

● Después de que el suelo pélvico y la musculatura de la espalda hayan trabajando duramente, el cuerpo le agradecerá la realización de movimientos contrarios relajados para recuperar la armonía. Para ello existen los movimientos de compensación.

En qué debe fijarse

Disfrute. Trátese a sí misma cariñosamente. Pregúntese: "¿Qué podría ser aún más cómodo?"

Cómo practicar correctamente

➤ Estírese boca arriba, encoja las piernas y abrácelas – las dos juntas o por separado – con ambas manos. ❶
➤ Balancéese, tambaléese con las piernas – hacia los lados, arriba y abajo, déjelas rodar, ambas en la misma o en diferente dirección, siempre y cuando se encuentre a gusto. Masajéese la espalda con los movimientos y busque otras variaciones. ❷

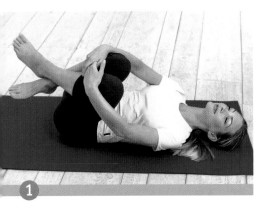

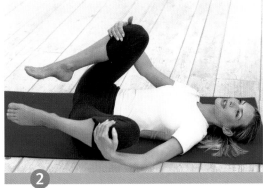

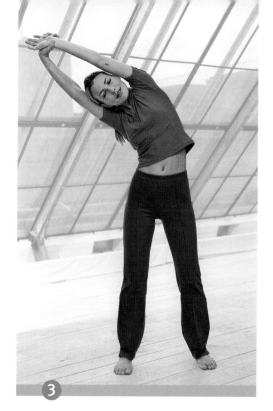

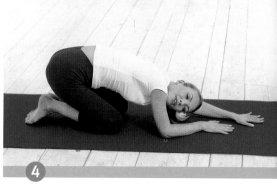

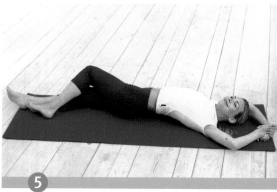

Para compensar: bostezar, estirarse, desperezarse

Descubra el programa de estiramientos más natural del mundo, a imitación de los perros y gatos.

Cómo practicar correctamente

➤ En posición vertical, estire las manos por encima de la cabeza. Entrelace una mano con la otra y estire los brazos. ❸

➤ Colóquese a gatas. Imite a un gato mientras se estira, se extiende, se despereza copiosamente. ❹

➤ Túmbese ahora boca arriba y estire uno a uno los brazos y piernas, como si quisiera crecer 5 cm. ❺

➤ Bostece a sus anchas con ganas. Gima y gruña a placer mientras espira.

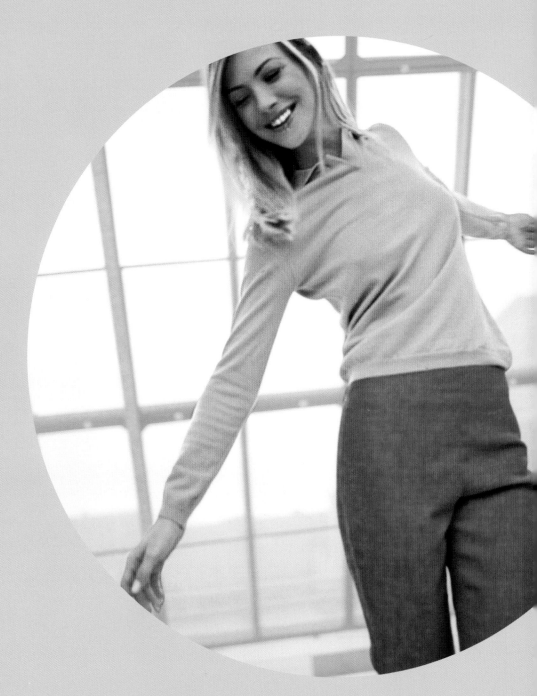

PRACTIQUE ALLÍ DONDE ESTÉ

¿Ha logrado percibir su suelo pélvico? ¡Maravilloso!
Entonces está lista para integrar en la vida diaria las
capacidades adquiridas en el "entramiento básico". Se
quedará asombrada de cuántas posibilidades hay para
reforzar al mismo tiempo el suelo pélvico.

Lo mejor de todo: no necesitará invertir tiempo adicional,
porque subir escaleras, llevar bolsas o entrenar en un estudio
de fitness se convierten en el campo natural del ejercicio. Y algún
día olvidará este entrenamiento. El empleo de su suelo pélvico se
convertirá en un reflejo totalmente natural.

Moverse mejor – en diagonal y en firme

BENEFICIOS DE ESTOS EJERCICIOS

● Durante siglos realizamos nuestros movimientos de manera "automática". Por ello, necesitará mucha paciencia para poder cambiarlos. Estos ejercicios contienen los pasos para los movimientos de espiral y en diagonal que pueden sumarse a sus movimientos habituales.

Para integrar el suelo pélvico activo de manera efectiva en la vida diaria, tiene que moverse de manera que la musculatura pueda funcionar bien. Los movimientos en diagonal y de estabilización de la espalda son parte de esta musculatura.

En qué debe fijarse

En todos los ejercicios en diagonal, ponga atención en su espalda, ya que es posible "hacer trampa" y realizar los movimientos únicamente con los brazos, los hombros y las piernas. Los hombros se mueven hacia delante, pero con respecto al cuerpo permanecen atrás y abajo.

Movimiento de caderas

Lo que hace que el modo de andar de las asiáticas sea tan garboso es el suave movimiento de las caderas. No es ningún movimiento provocador, sino uno natural en espiral de la espalda.

Cómo practicar correctamente

➤ Póngase de pie y sujétese firmemente a algo – por ejemplo, en los picaportes de una puerta abierta – de manera que pueda mantener relajados el torso, los hombros y los brazos.
➤ Póngase de puntillas y doble ligeramente las rodillas, permanezca en esta posición durante todo el ejercicio. Los talones no deben tocar en ningún momento al suelo.
➤ Active levemente el suelo pélvico y mueva la cadera derecha hacia atrás y hacia abajo. La cadera izquierda se moverá hacia delante y hacia arriba. ❶

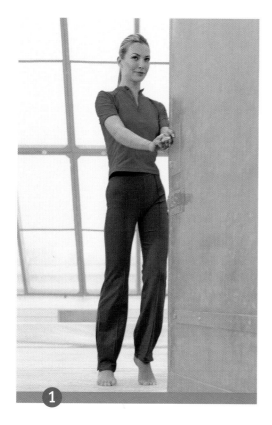
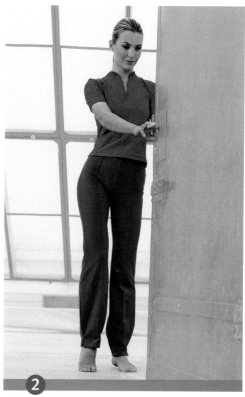

➤ Mueva la cadera izquiera hacia abajo y hacia atrás. ❷

➤ Alcanzará un ritmo que le permitirá andar más con más soltura. Puede probar a darse un pequeño impulso con el suelo pélvico siempre que una de las caderas tienda a moverse hacia abajo. Mientras, suéltelo un poco pero mantenga la tensión erguida.

➤ Crezca, un hilo imaginario estira desde la cabeza hacia arriba.

➤ Sienta cómo sus caderas se mueven como dos volantes en direcciones opuestas pero girando ambas hacia atrás.

➤ Realice los círculos tan grandes como le sea posible y practique tanto tiempo como le resulte agradable.

CONSEJO

➤ Este ejercicio resulta un masaje excelente para relajar la zona lumbar de la espalda de la tensión de estar tanto tiempo sentada.

> Si tiene la sensación de que el movimiento de las caderas resulta demasiado provocador, dígale a una amiga suya que la mire al caminar. Le dirá que sencillamente queda bien.

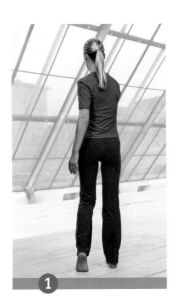
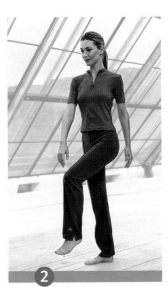

Pasarela

No se trata de ensayar una pasarela como un absurdo maniquí. La diagonal tiene el efecto natural de ser elegante.

Cómo practicar correctamente

> Colóquese de pie en una posición relajada: separe las piernas a la altura de las caderas, doble ligeramente las rodillas.
> Estire la cabeza hacia el cielo e incline el cóccix un poco hacia abajo y hacia delante activando ligeramente el suelo pélvico.
> Mantenga esta posición y mueva alternativamente la mano derecha hacia la rodilla izquierda y al revés, ❶ ❷ mientras "tuerce" la espalda en diagonal. Puede imaginarse que origina un pliegue diagonal en un jersey – una vez de la cadera derecha hacia el hombro izquierdo y después al revés.
> Practique este ejercicio despacio pero enérgicamente, de manera que pueda masajearse agradablemente la espalda con este movimiento.

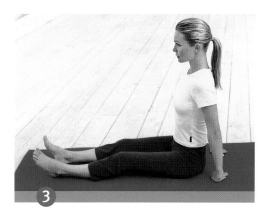
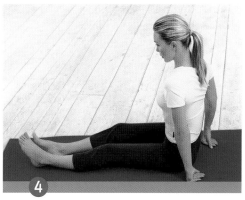

Caminar con el trasero

Un suelo pélvico fuerte, un buen trasero y unas caderas flexibles – este ejercicio lo mantiene todo conectado.

Cómo practicar correctamente

➤ Siéntese erguida en el suelo, estire las piernas, coloque las manos detrás del trasero apoyadas en el suelo para reforzar la posición erguida del torso y del suelo pélvico. **3**

➤ Active el suelo pélvico mientras levanta la pierna derecha y la mueve hacia atrás. Mantenga el talón en el suelo y arrástrelo unos centímetros. Puede elevar la rodilla como máximo unos 10 cm. **4**

➤ Al mismo tiempo, mueva el lado izquierdo de la espalda hacia delante y el derecho hacia atrás. Además los brazos estabilizan el torso, que debe girarse sin balancearse ni hacia la derecha ni hacia la izquierda, ni tampoco debe curvarse.

➤ Practique con cada lado de 5 a 10 veces, hasta que domine la "coordinación cruzada".

➤ Durante todo el ejercicio tenga en cuenta que debe permanecer erguida como una reina y con la cabeza en alto.

CONSEJO

➤ Disfrute del estiramiento que se produce mediante el movimiento giratorio. ¡Y perciba cómo se vuelve más ágil desde la parte más superior a la inferior de la espalda!

BENEFICIOS DE ESTOS EJERCICIOS

● En ejercicios asimétricos los músculos internos pélvicos izquierdos y derechos trabajan de manera distinta. A través de este ejercicio nuestro cuerpo aprende a regularlos automáticamente.

En qué debe fijarse

En la realización de los ejercicios para la estabilidad tenga en cuenta que debe mantener la espalda recta y evitar adoptar la posición de lordosis. Durante todo el tiempo en que una pierna permanece levantada, mantenga el suelo pélvico fuertemente contraído.

Nadar en el suelo

Con el suelo pélvico se puede estabilizar todo el cuerpo – lo podrá experimentar en éste y en los próximos ejercicios. En este ejercicio entran en juego multitud de músculos, y todos ellos permanecen de algún modo unidos al suelo pélvico. De esta manera podrá liberar notablemente más energía.

Cómo practicar correctamente

➤ Túmbese boca abajo, separe las piernas a la altura de las caderas. Coloque los brazos estirados hacia delante en paralelo. ❶ Eventualmente puede colocar una toalla enrollada bajo la frente.
➤ Perciba la línea diagonal, desde la punta del pie izquierdo hasta la punta de la mano derecha.
➤ Active el suelo pélvico mientras espira. Deje que la fuerza de la pelvis se extienda por el brazo izquierdo y la pierna derecha, y elévelos un poco. ❷
➤ Mantenga el brazo y la pierna en alto durante algunos instantes, y estírese a lo largo de esta línea cuanto pueda.

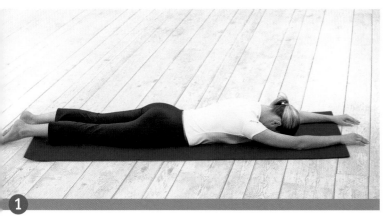

CONSEJO

➤ Si nota que se tensa demasiado, significa que se ha sobreesforzado. Relájese. Sencillamente siéntase a gusto y deje que todas las tensiones fluyan hacia afuera.

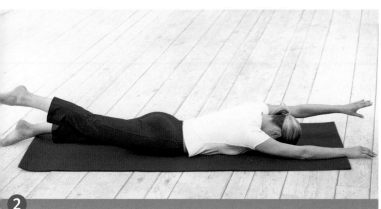

➤ Baje el brazo y la pierna e inspire. Cambie ahora de lado.

➤ Puede realizar este ejercicio rítmicamente – elevar con la espiración, soltar con la inspiración – o aguantar el estiramiento durante algunos instantes.

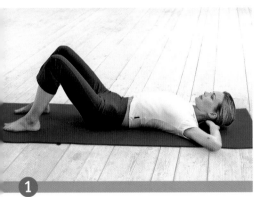 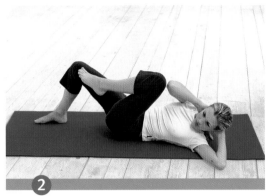

El beso de la rodilla en diagonal

No es tan sencillo, pero importante: en este ejercicio se trata de contraer el suelo pélvico manteniendo la espalda curvada. Es algo que no se puede evitar en la vida diaria, pero por eso mismo lo entrenaremos ahora.

Cómo practicar correctamente

➤ Túmbese boca arriba y cruce las manos por detrás de la nuca estiradas o flexionadas. ❶

➤ Empiece por activar ligeramente el suelo pélvico y deje que su espalda se alargue mientras estira la nuca y toca con la parte inferior de la espalda en el suelo.

➤ Active fuertemente el suelo pélvico mientras espira lentamente. Lleve el codo derecho hacia la rodilla izquierda, mientras el codo izquierdo y la pierna derecha permanecen en el suelo. ❷

➤ Colóquese nuevamente en la posición inicial. Relájese e inspire.

➤ Cambie ahora de lado. Preste atención a la velocidad adecuada para usted y a la duración del ejercicio. Para empezar, bastará con repetir el ejercicio unas 10 veces, lenta y atentamente, con pausas regulares.

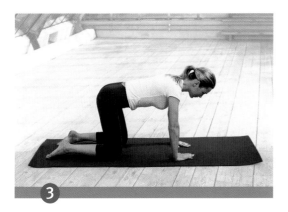
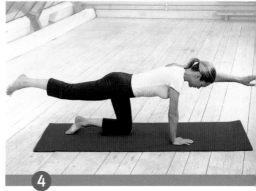

A cuatro patas

¿Pierde el equilibrio fácilmente? Entonces este ejercicio para la estabilidad es el adecuado. El suelo pélvico tranquiliza y mejora la seguridad de sus movimientos.

Cómo practicar correctamente

➤ Colóquese a cuatro patas. Separe los brazos y las piernas a la altura de las caderas. Coloque las manos ligeramente giradas hacia dentro y los codos un poco flexionados. ❸

➤ Mientras espira, active fuertemente el suelo pélvico; eleve al mismo tiempo el brazo izquierdo y la pierna derecha. ❹

➤ Estírese en esta diagonal como si quisiera tocar una pared tanto por delante como por detrás.

➤ Mientras inspira colóquese nuevamente en la posición inicial y relaje el suelo pélvico. Cambie ahora de lado.

➤ Repita el ejercicio varias veces y evite poner las piernas tensas, colocarse en posición de lordosis o poder arquearse.

La variante fuerte

➤ Puede intensificar este ejercicio manteniendo la posición activa durante varios intervalos de respiración.

CONSEJO

➤ Pruebe a realizar el ejercicio con y sin activar el suelo pélvico. De esta manera notará cómo el suelo pélvico activo mejora su equilibrio.

La vida cotidiana es el mejor ejercicio

La vida diaria le ofrece innumerables posibilidades para poder poner en práctica el suelo pélvico. Sin embargo, no debe contraerlo siempre tan fuertemente como en el entrenamiento. La vida cotidiana le exige más, a veces con menos energía de la base, dependiendo de si tiene que levantar una caja pesada, alcanzar un libro de una estantería o levantarse de una silla.

Levantarse de la silla

Lo hacemos cientos de veces al día – levantarnos de la silla. Con un suelo pélvico activo le resultará más fácil y más adecuado para la espalda.

)PRACTIQUE
EN LA VIDA
DIARIA

Cuando se levante de una silla deje que el suelo pélvico, y no la espalda o las piernas, haga el trabajo. Deje que sea él quien le levante. Actívelo al sentarse. De esta manera, amortiguará las sacudidas y la protegerá.

En qué debe fijarse
Recuerde, al levantarse y al sentarse con el cuerpo entero, mantenga la espalda siempre erguida.

Cómo practicar correctamente

➤ Siéntese en la parte más externa de una silla. Coloque un pie hacia delante, como si fuera a caminar.
➤ Déjese estirar hacia arriba por un hilo imaginario situado en lo más alto de su cabeza.
➤ Mueva el cóccix hacia abajo y hacia delante, active suavemente el suelo pélvico y sienta la fuerza en la espalda.
➤ Inclínese ligeramente hacia delante, de manera que el torso y la pelvis permanecen en línea. ❶
➤ Empújese hacia arriba con una fuerte y rápida activación del suelo pélvico. Debería descargar la espalda a la vez. ❷

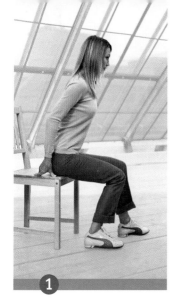 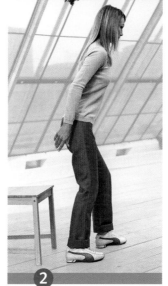 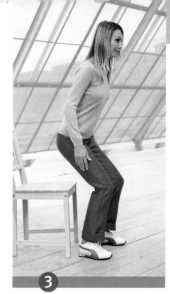

Practicar los reflejos

➤ Prepárese para levantarse tal y como hemos descrito. Dése un empujón con el suelo pélvico como si verdaderamente quisiera levantarse. Pero antes de levantarse de la silla, "piénselo dos veces" y colóquese en la posición inicial. Repítalo de 10 a 20 veces. De esta manera, su cuerpo se acostumbra al desarrollo del movimiento.

Sentarse

➤ Cuando esté en pie, incline el torso ligeramente hacia delante, active el suelo pélvico e imagínese que su cóccix le tira hacia la silla. ❸ De esta manera evitará caerse. Esto protegerá la espalda y tendrá además un aspecto deportivo y elegante.

Levantase y sentarse de manera distinta

➤ Intente realizar la variante con la cadera girada hacia un lado y las piernas en posición asimétrica, como si solamente estuviera sentada sobre una nalga y al levantarse quisiera hacerlo lateralmente. Esta posición no permite que la pelvis se incline hacia atrás y de esta manera estabiliza la espalda.

Levantar pesos correctamente

Aun cuando sean pocas las veces en que tenga que levantar cargas pesadas, siempre pueden sumarse pequeños pesos y frecuentes inclinaciones que comportan cargas notables. Pero con una correcta posición y un suelo pélvico activo, los trabajos pesados ya no le "serán una cruz". Como entrenamiento, lo ideal es levantar una caja de bebidas pequeña, ya que puede variar el peso quitando botellas. Tendría que estar calculado de manera que pudiera mantener la tensión del suelo pélvico mientras levanta la caja.

En qué debe fijarse

A menudo el cambio entre la tensión y la relajación del suelo pélvico en pesos ligeros es tan rápido que parece más lógico relacionar el movimiento con la inspiración – y no es necesario. Debe tener en cuenta que al levantar cargas más pesadas debe espirar durante la contracción de los músculos.

Cómo practicar correctamente

➤ Coloque las piernas separadas alrededor del peso que desee levantar. Alargue la espalda.

➤ Con la espalda recta diríjase hacia la rodilla, toque el peso con los brazos estirados. Si se inclina hacia delante tenga cuidado en no adoptar ni la posición de lordosis ni en arquear la espalda. **❶**

➤ Active el suelo pélvico, empiece a espirar antes de levantar el peso con movimientos simétricos y cercanos al cuerpo – por

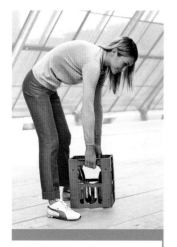

Levantar con las piernas estiradas y la espalda curvada: ¡evítelo, por favor!

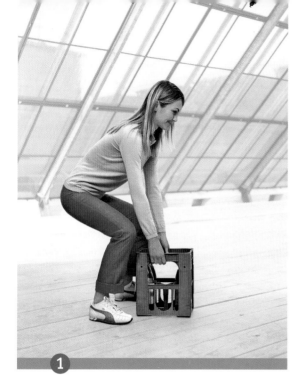
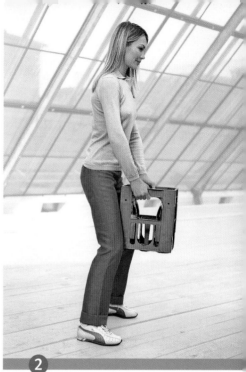

favor, no lo levante bruscamente, no beneficia en absoluto a la espalda. ❷ Una al mismo tiempo el peso con su vientre en su imaginación.

➤ Si tiene que llevar el peso durante unos momentos, tenga cuidado en no contener la respiración, sino seguir respirando regularmente mientras mantiene todo el tiempo el suelo pélvico en tensión. Si tiende a desplazarse hacia abajo y nota que hay algo en usted que se viene abajo, significa que la carga es demasiado pesada para usted.

➤ Vuelva a relajar el suelo pélvico una vez haya depositado el peso en el suelo en la misma posición de antes, con la espalda recta y mientras se dirige hacia la rodilla con las piernas abiertas.

➤ Un consejo para las madres y abuelas que tengan niños pequeños: cuando los sostenga en brazos debe tener mucho cuidado en hacerlo de la manera como hemos descrito, la más favorable para el suelo pélvico.

) BENEFICIOS DE ESTOS EJERCICIOS

● Usted practica el empleo del suelo pélvico en el levantamiento de pesadas y ligeras cargas; de esta manera conocerá sus límites: todo aquello con lo que el suelo pélvico puede cargar le sirve de entrenamiento. Debe aparcar todo lo que daña el suelo pélvico y es demasiado pesado.

En lugar de agacharse: inclínese hacia abajo

La zona lumbar de la columna vertebral nos soporta cuando, por ejemplo al agacharse, abandona la postura arqueada. Y tarde o temprano le pasará cuentas a través de dolores agudos o crónicos. Para ello hay un remedio fácil: ¡acostúmbrese a los movimientos adecuados para su cuerpo!

) BENEFICIOS
DE ESTOS
EJERCICIOS

● Estos ejercicios le muestran cómo puede distribuir los trabajos diarios de manera que no se sienta agotado, sino activo y en buena forma.
Porque moverse de manera adecuada no significa moverse menos. Puesto que de todas maneras nos movemos poco, aquí se trata de realizar más trabajo corporal – y más correctamente.

En qué debe fijarse

Evite agacharse. Pruebe a "inclinarse más profundamente". En caso de que tenga problemas en las rodillas o en las articulaciones de las caderas vaya con más precaución al principio. Busque otras posibilidades, sustituya el agacharse por movimientos ergonómicos: a menudo las cosas más necesarias tendrían que estar al alcance de la mano.

Cómo practicar correctamente

➤ Colóquese en posición de caminar mientras mueve la pierna derecha hacia delante. Flexione ligeramente las rodillas, la espalda se alarga, y active el suelo pélvico suavemente. ❶

➤ Imagínese que tiende ropa de una cesta que está encima de un taburete situado a la izquierda, frente a usted.

➤ Diríjase hacia la cesta mientras gira el torso completamente y el pie izquierdo hacia fuera. Su pelvis debe estar dirigida exactamente hacia la cesta.

➤ Mantenga la espalda larga y erguida. Active el suelo pélvico, al tiempo que se inclina hacia abajo tanto como si pudiera

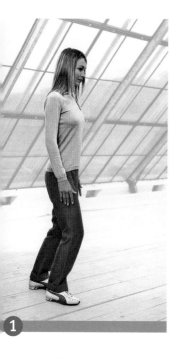
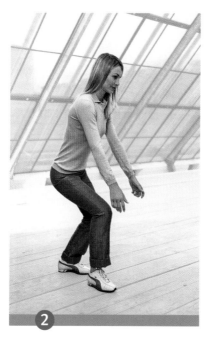
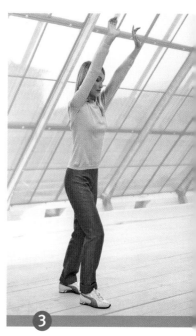

levantar una prenda, mientras se pone de rodillas. Estire el trasero hacia atrás e incline el torso. ❷

➤ Levántese lentamente en la misma posición recta. El suelo pélvico debe ceder un poco en este movimiento.

➤ Repita esta variante de la inclinación varias veces, primero lentamente y después más rápido. Tenga en cuenta que debe activar fuertemente el suelo pélvico también en los movimientos rápidos. ¡Quizás hasta ya lo consigue hacer por sí mismo!

➤ Cambie la posición de los pies y repita este ejercicio con el otro lado.

"Inclinarse más profundamente" en combinación con "La maleta en el estante del equipaje"

➤ Después de "inclinarse profundamente" puede alzar los brazos e imaginarse que tiende la ropa – naturalmente activando el suelo pélvico. ❸

CONSEJO

➤ Realice lentamente actividades domésticas sencillas para practicar la "inclinación profunda", como, por ejemplo, sacar los platos del lavavajillas, pasar la aspiradora, estender la ropa, alcanzar una carpeta de una estantería, levantar algo del suelo, etc...

Más ejercicio cada día

Con un suelo pélvico activo revolucionará sus movimientos. No resultará fácil cambiarlos, ya que en nuestros movimientos entran en juego automáticamente multitud de músculos. Necesitará un poco de paciencia, pero valdrá la pena: un suelo pélvico activo le ayuda a impulsarse en su modo de andar, a darle más elegancia a su manera de ir en bicibleta y de subir escaleras.

Subir escaleras

Esta nueva forma de subir escaleras le divertirá –¡y le causará una sensación asombrosa!

En qué debe fijarse

¡No olvide en ningún momento que usted es una reina! El hilo imaginario le estira de forma consecuente hacia arriba, el cóccix hacia abajo y hacia delante. Perciba la grandeza de su cuerpo.

Cómo practicar correctamente

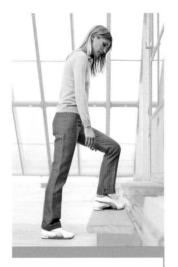

Una variante: extender el pie y arrastrar el cuerpo.

➤ Coloque el pie izquierdo en el primer escalón y perciba la planta de su pie. Si el hombro derecho se mueve voluntariamente hacia delante, significa que su cuerpo ha comprendido la posición en diagonal. Si no, puede echarle una mano.

➤ Levante el talón derecho del suelo, dése un empujón con el pie y un impulso con el suelo pélvico. ❶

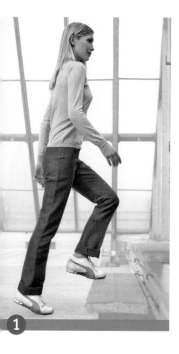

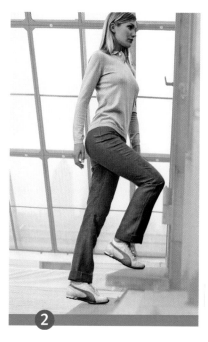

BENEFICIOS DE ESTOS EJERCICIOS

● Subir escaleras es agotador. Con un suelo pélvico activo experimentará que tras subir las escaleras no está "hecha polvo", sino simplemente "sin aliento". Por consiguiente, aprenderá a valorar las escaleras como un buen entrenamiento y a dejar a un lado los ascensores.

➤ Este impulso llevará al pie derecho al siguiente escalón. El hombro izquierdo se moverá hacia delante. ❷

➤ Ahora, dése un impulso con el pie izquierdo y continúe de esta manera hasta que consiga realizar el movimiento fluidamente y se sienta más ligera y animada.

Bajar escaleras

➤ Baje, corra o salte las escaleras hacia abajo, de la manera que más le plazca – de cualquier modo, active siempre fuertemente el suelo pélvico. Le protege de la presión abdominal (pág. 19) y le da la libertad de un niño alegre.

CONSEJO

➤ Suba las escaleras apoyando la parte delantera del pie. Con ello consigue más ligereza e impide que apoye el pie por completo y que arquee el cuerpo. ¡Pruebe a experimentar!

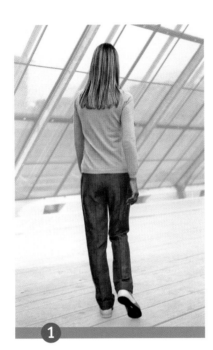

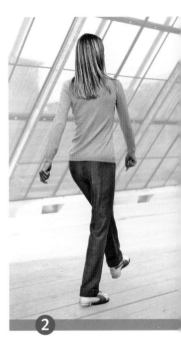

) BENEFICIOS DE ESTOS EJERCICIOS

● Caminando despacio experimentará una sensación de bienestar; caminando deprisa, energía y ganas de vivir. Con el tiempo descubrirá que su suelo pélvico empieza a latir, lo que significa que reacciona adecuadamente en cada paso. Además, podrá dar pasos más grandes sin esfuerzo, puesto que las caderas, que se mueven hacia delante, contribuyen a la longitud de los pasos.

Caminar: pasear y andar

La mayoría de los primeros intentos de caminar como una belleza caribeña, acaban con la sensación de caminar como una cigüeña. Pero es normal, son las típicas dificultades con las que nos encontramos al principio.

En qué debe fijarse

Las rodillas no deben estirarse completamente en ningún momento – mientras más alto sea el tacón, más difícil. Para practicar este ejercicio, lo mejor es que utilice zapatos planos (o no usar zapatos), después podrá ganar algunos centímetros. No mueva únicamente los hombros hacia delante, sino juntamente con la parte correspondiente de la espalda superior.

Cómo practicar correctamente

➤ Crezca hacia el cielo y mueva el cóccix ligeramente hacia abajo y hacia delante. La espalda se alargará y las rodillas se flexionarán. Active suavemente el suelo pélvico.

➤ Mueva la cadera derecha y el hombro izquierdo hacia delante, al tiempo que mueve el pie derecho hacia delante. ❶ Y ahora al contrario.

➤ Pise suavemente con el talón, y después lentamente con la planta del pie. Realice el movimiento muy lentamente, como un gato que se acerca sigilosamente.

➤ Permanezca en esta posición de "crecimiento", concéntrese en el movimiento del pie, y evite mover bruscamente los hombros.

Energy Walk

➤ Para este ejercicio necesitará bastante espacio. Por eso realice su entrenamiento al pasillo o a una habitación contigua.

➤ Acelere el paso y tenga en cuenta lo siguiente:

➤ Caminar como una reina.

➤ Mover suavemente las caderas.

➤ Mover relajadamente los brazos.

➤ Pisar conscientemente con los talones y darse un impulso con la punta de los pies. ❷

➤ Activar el suelo pélvico: cuanto más rápido camine, más alta será la tension. Cuando le sea posible, dése un impulso a cada paso.

➤ Para un "auto-control" realice el ejercicio frente a un espejo. Podrá observar si camina sacando las caderas hacia fuera (es algo que se ve con frecuencia en publicidad y algo que no queremos imitar) o si se mueve ligeramente.

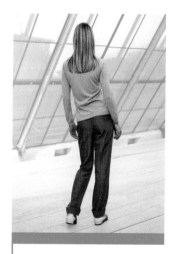

"Menear el trasero" resulta quizá provocador, pero artificial, y no tiene nada que ver con la fuerza pélvica.

CONSEJO

➤ Si desea practicar "Walking" o "Nordic Walking", aproveche el empleo del suelo pélvico del Energy Walk. Su estilo será más dinámico y aguantará más tiempo. En las instrucciones del Walking, casi nunca se menciona el suelo pélvico.

Montar en bicicleta

Montar en bicibleta es una oportunidad estupenda para poder emplear activamente el suelo pélvico. Si observa a los ciclistas, descubrirá que la mayoría se sientan con la espalda arqueada y pedalean con ganas con los músculos. Sin embargo, la espalda arqueada facilita la apertura del suelo pélvico y de esta manera lo expone a las sacudidas externas producidas por las irregularidades de la carretera.

) **BENEFICIOS DE ESTOS EJERCICIOS**

● Lo notará: si monta en bicicleta de esta manera descubrirá otra forma de diversión adoptando las marchas más difíciles. El desarrollo de la energía de la base surte más efecto si realiza la práctica con menos revoluciones pero en cambio con más intensidad.

En qué debe fijarse

Posiblemente deba realizar un par de cambios en su bicicleta: incline el sillín un poco hacia delante para que no presione en el pubis; coloque el manillar más alto, de manera que no tenga que levantar la cabeza como una tortuga para mirar hacia el frente (esto solamente desordena el equilibrio de su columna vertebral). Y además otra cosa: activar no significa "apretar". En el ciclismo – al igual que el todos los movimientos naturales – el suelo pélvico va cambiando de derecha a izquierda. Así el uso continuo llega a ser posible. Si le da un pequeño empujón a su suelo pélvico estará ayudando a una actividad muscular pulsante.

Cómo practicar correctamente

➤ Siéntese en el sillín con el torso erguido e inclinado hacia delante, de manera que forme una línea con la pelvis. Deje fluir el cóccix hacia abajo, y estire la cabeza hacia el cielo.

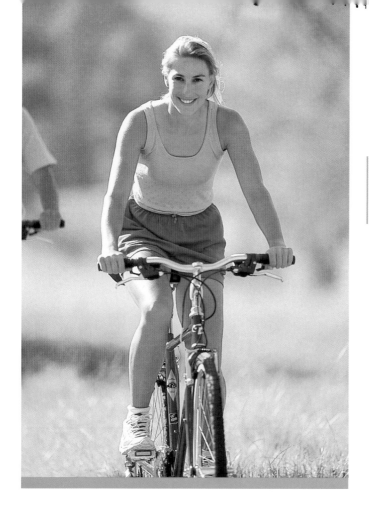

Adoptará una buena figura si mantiene la espalda recta – para ir más rápido en bicicleta adopte la posición "turbo" del suelo pélvico.

➤ Relaje el torso y los hombros. Apóyese el manillar de manera relajada.

➤ Pise el pedal derecho con la fuerza del suelo pélvico activo, y mueva al mismo tiempo la cadera derecha hacia atrás y hacia abajo. El hombro izquierdo se moverá hacia delante y la bicicleta se inclinará hacia la izquierda.

➤ Si va alternando de lado de manera fluida, su pelvis se moverá casi de la misma forma que si caminara. El torso relajado permite que no fije el manillar, sino que se mueva a su ritmo.

CONSEJO

➤ Si al subir una cuesta se pone en pie al pedalear, podrá percibir más intensamente el efecto del suelo pélvico.

71

El suelo pélvico en el deporte

Nuestros movimientos cotidianos han demostrado lo importante que es un suelo pélvico activo. El deporte es pura actividad. El suelo pélvico ayuda a prevenir el riesgo de deterioro o lesiones, mejora su coordinación y obtiene con garantía una mayor satisfacción en los movimientos – y esto en cualquier tipo de ejercicio, gimnasia, deporte de invierno o de combate.

Crunches – Ejercicios de abdomen

Hay actividades deportivas que ofrecen la posibilidad de combinarse con los ejercicios del suelo pélvico. Experimente e integre un suelo pélvico activo en cualquier tipo de actividad deportiva como, por ejemplo, en el entrenamiento de la musculatura abdominal.

El suelo pélvico en el deporte: Algunos consejos

Si tiene un suelo pélvico muy debilitado, es recomendable que evite la realización de deportes como el tenis, squash, aeróbic o footing, ya que de esta manera el suelo pélvico sólo sufre fuertes sacudidas.

Actividades deportivas recomendables son, por ejemplo, caminar, patinar, tenis de mesa, esquí de fondo, Tai Chi o gimnasia que favorecen el sentido del movimiento y no conllevan ningún tipo de "sacudidas".

En qué debe fijarse

Realice movimientos fluidos. Practique movimientos ligeramente oscilatorios sin llegar a apoyar completamente la cabeza. Mantenga la nuca y los hombros completamente relajados. Realice los movimientos desde su centro.

Cómo practicar correctamente

➤ Túmbese boca arriba, abra las piernas y levante la punta de los pies.
➤ Coloque las manos cruzadas por detrás de la cabeza; ❶ levante ligeramente los codos de manera que la cabeza descanse como en una caracola.

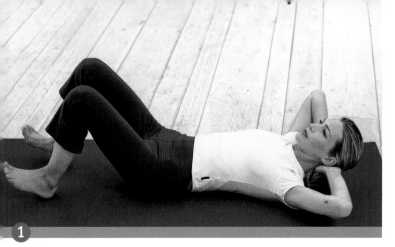

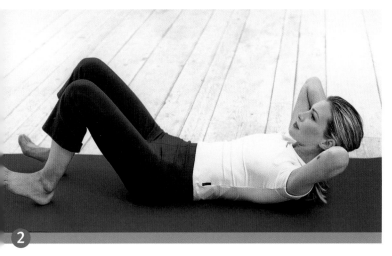

) BENEFICIOS DE ESTOS EJERCICIOS

● Con este ejercicio podrá entrenar cómo unir relajadamente la contracción de los músculos del abdomen con la activación del suelo pélvico. Es absolutamente necesario que lo realice en todos los ejercicios de abdomen. De esta manera, tensará el abdomen y protegerá su suelo pélvico a largo plazo.

➤ Active primero el suelo pélvico mientras espira – de esta manera la cintura se acaricia con el suelo, y la espalda se vuelve fuerte y larga. Eleve ligeramente el torso. ❷

➤ Mientras inspira, colóquese en la posición de inicio.

➤ Cuando practique el ejercicio, relaje primero el suelo pélvico y luego relájese antes de empezar el próximo "Crunch".

➤ Como alternativa rápida, eleve en cada ejercicio de 5 a 10 veces el torso, sin llegar a apoyarlo completamente. Respire de manera corta e intensa, y mantenga de manera constante el suelo pélvico fuertemente contraído.

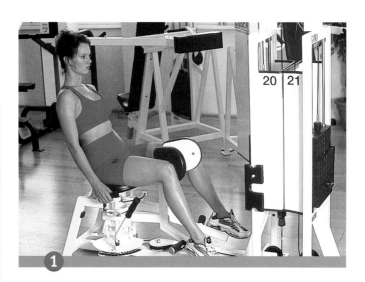

Entrenar aductores y abductores

Para entrenar el suelo pélvico puede utilizar casi todos los aparatos de un estudio de fitness, por ejemplo, aquéllos que entrenan la musculatura interior y exterior de los muslos.

En qué debe fijarse

Mantenga la espalda recta, practique lentamente y observe el desarrollo de su fuerza corporal. De esta manera obtiene una mayor sensación de energía ¡y más músculos!

Cómo practicar correctamente

➤ Coloque el aparato a su medida, y colóquese en la posición de la fotografía.
➤ Active el suelo pélvico mientras espira, inmediatamente antes de presionar el peso hacia fuera/dentro. ❶
➤ Vuelva a relajar el suelo pélvico una vez se haya colocado nuevamente en la posición inicial e inspire.

) **BENEFICIOS DE ESTOS EJERCICIOS**

● Muchos aparatos en los estudios de fitness no ayudan a reforzar el suelo pélvico. Por esto mismo, no necesariamente tiene que activarlo.
Pero si lo hace, descubrirá que podrá mover un mayor peso que si solamente emplea los músculos requeridos.

Glosario

Libros de interés

Libros recomendados

Belling, Noa: *Yoga*; Ed. Edimat Libros. España.

Grillparzer, Marion/Kittler, Martina: *Eliminando grasas*; Ed. Edimat Libros. España.

Hanche, Christian F.: *Tai Chi*; Ed. Edimat Libros. España.

Jeanmaire, Tushita M.: *Empezar el día con energía*; Ed. Edimat Libros. España.

Kuhn, Dörte: *Con curvas y en forma*; Ed. Edimat Libros. España.

Kuhnert, Christin: *Supercuerpo con pilates*; Ed. Edimat Libros. España.

Lamond, Patricia: *Pilates*; Ed. Edimat Libros. España.

Land, Amber: *Yoga para embarazadas*; Ed. Edimat Libros. España.

Lockstein, Carolin/ Faust, Susanne: *Chill out*; Ed. Edimat Libros. España.

Regelin, Petra: *Estiramiento muscular*; Ed. Edimat Libros. España.

Renssen, Mariëlle: *Meditación y relajación*; Ed. Edimat Libros. España.

Rowen, Bernie: *Masaje*; Ed. Edimat Libros. España.

Rüdiger, Margit: *Un cuerpo en forma caminando*; Ed. Edimat Libros. España.

Sator, Günther: *Feng Shui para el amor*; Ed. Edimat Libros. España.

Schmauderer, Achim: *Espalda fuerte*; Ed. Edimat Libros. España.

Schmidt/Helmkamp/Winski: *Entrenamiento para todo el cuerpo*; Ed. Edimat Libros. España.

Schutt, Karin: *Masajes relajantes*; Ed. Edimat Libros. España.

Trökes, Anna: *Fuerza a través del yoga*; Ed. Edimat Libros. España.

Tschirner, Thorsten: *Abdomen, brazos y pecho*; Ed. Edimat Libros. España.

Wade, Jennifer: *Figura espléndida con la cinta mágica*; Ed. Edimat Libros. España.

Kempe, Christina: *Superdelgada gracias al vinagre de manzana*; Ed. Edimat Libros. España.

Kempe, Christina: *Tés energéticos*; Ed. Edimat Libros. España.

Grillparzer, Marion: *La dieta de la col*; Ed. Edimat Libros. España.

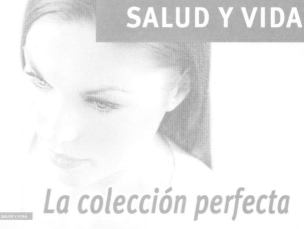

La colección perfecta para mejorar cuerpo y mente

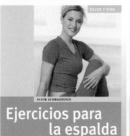

SALUD Y VIDA

JENNIFER WADE

Moldea
tu cuerpo

El concepto M5: más resultados en menos tiempo
Programas individuales para cinco tipos de cuerpo
diferentes

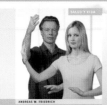

ACHIM SCHMAUDERER

Ejercicios para
la espalda

▶ Sin dolor, ágil y relajarte
▶ Para fortalecer y estirar la espalda

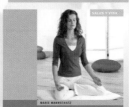

SALUD Y VIDA

BARBARA MARKENGOTT

Pilates
Vistoso, intenso y ágil

▶ Suave y efectivo: el método de entrenamiento
  ideal para todo el cuerpo
▶ Planificación individual de entrenamiento

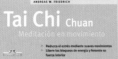

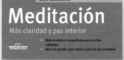

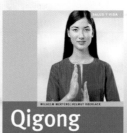

ANDREAS W. FRIEDRICH

Tai Chi Chuan
Meditación en movimiento

▶ Reduzca el estrés mediante suaves movimientos
▶ Libere los bloqueos de energía y fomente su
  fuerza interior

MARIE MARKSCHATZ

Meditación
Más claridad y paz interior

▶ Más atención y tranquilidad para su vida
  cotidiana
▶ Abre las corazón para usted y para los que le rodean

WILHELM MERTENS/HELMUT OBERLACK

Qigong
Relajante, tranquilizador y revitalizador

▶ Encuentre el equilibrio de su cuerpo, su mente
  y su espíritu
▶ Acumule energía y disuelva las tensiones

DR. MED. DELIA GRASBERGER

Entrenamiento
autógeno

▶ Método fácil de relajación y revitalización
▶ Curso básico de siete semanas
▶ Resultados perceptibles en muy poco tiempo

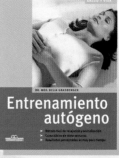

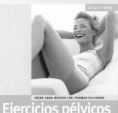

IRENE LANG-REEVES / DR. THOMAS VILLINGER

Ejercicios pélvicos
Entrenamiento
para conseguir más energía

▶ Ejercicios eficaces y divertidos
▶ Entrenamiento posible para todos los días

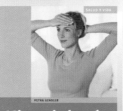

PETRA GENSLER

Kinesiología

▶ Reducción del estrés mediante el equilibrio de
  la energía
▶ Ayuda rápida contra los tics y los dolores
  cotidianos

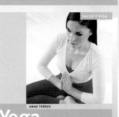

ANNA TRÖKES

Yoga
Mayor energía y calma

▶ Comenzar la jornada como nuevo y con agilidad
▶ "Desconectar" de la rutina diaria: una nueva
  dimensión del relax

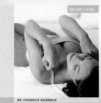

DR. FRIEDRICH HAINBUCH

Relajación
muscular
de Jacobson

▶ Libera de las tensiones, tanto corporales como espirituales
▶ Ejercicios fáciles, resultados rápidos
▶ Extra: ejercicios de respiración para intensificar los efectos

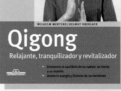

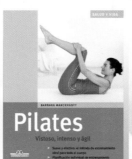

Créditos

Indicaciones importantes

El contenido del siguiente manual ha sido cuidadosamente analizado y está respaldado por la práctica. Se invita a todos los lectores a decidir por sí mismos si desean poner en práctica (y hasta qué punto) los ejercicios y recomendaciones incluidos en el libro. Los autores y la editorial no se responsabilizan sino es así de los resultados. Si surgen dolores y/o molestias orgánicas persistentes, deberá consultarlo con un médico. Las prácticas aquí incluidas pueden acompañar a un tratamiento médico y servir de apoyo para éste, pero no sustituirlo.

Copyright © EDIMAT LIBROS, S. A.
C/ Primavera, 35
Polígono Industrial El Malvar
28500 Arganda del Rey
MADRID-ESPAÑA

Publicado originalmente con el título Beckenboden.
© 2002 por Gräfe und Unzer Verlag GmbH, Munich
Derechos de propiedad intelectual de la traducción a español: 2006 © por Edimat Libros

Colección: Salud y vida
Título: Ejercicios pélvicos
Autor: Irene Lang-Reeves y Dr. Thomas Villinger
Traducido y maquetado por: Seven
Impreso por: Lável, S. A.

ISBN: 84-9764-826-9
Depósito legal: M-8097-2006

IMPRESO EN ESPAÑA – PRINTED IN SPAIN